ART
DE SOIGNER LES MALADES.

IMPRIMERIE D[illegible] S.-GERMAIN,
rue d[illegible] Nazareth, n° 1.

ART
DE SOIGNER LES MALADES ;

OU

MANUEL

DES MÈRES DE FAMILLE, DES GARDE-MALADES, DES DAMES DE CHARITÉ, DES CURÉS DE CAMPAGNE, etc. ;

CONTENANT

Des Instructions détaillées sur la manière de soigner les Malades en général ;

Sur les soins particuliers à donner aux blessés, aux femmes en couches et nouveau-nés, aux convalescens ; la conduite à tenir pendant les maladies contagieuses ; des avis sur les habitudes solitaires des jeunes gens, etc., etc. ;

Enfin, les notions élémentaires de chirurgie, de pharmacie et de diététique indispensables aux Garde-malades.

PAR LEBEAUD,

ANCIEN OFFICIER DE SANTÉ DES ARMÉES.

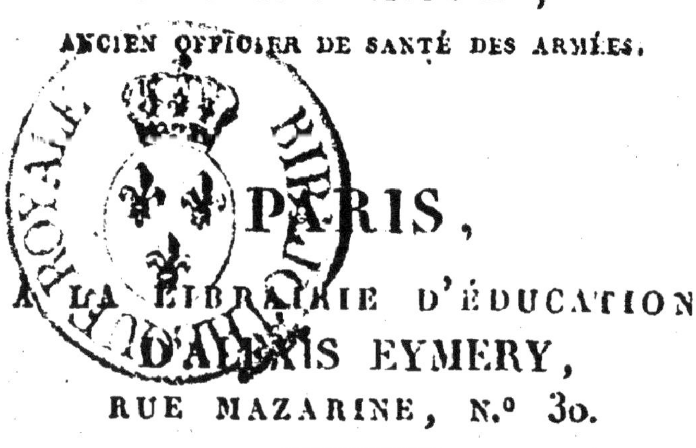

PARIS,

A LA LIBRAIRIE D'ÉDUCATION

D'ALEXIS EYMERY,

RUE MAZARINE, N.° 30.

1825.

AVANT-PROPOS.

Le médecin appelé au chevet d'un malade, contracte en quelque sorte une responsabilité des plus graves. Mais que deviendra cette responsabilité, si elle se trouve compromise à chaque instant par la personne chargée d'exécuter les ordonnances ?

Le besoin de former de bonnes garde-malades est senti depuis long-tems par tous les hommes adonnés au soulagement de l'humanité souffrante. Quelques médecins instruits, quelques philantropes éclairés, n'ont pas regardé au-dessous d'eux cet objet, plus important que l'on ne semble le penser; mais leurs écrits sont généralement ou trop peu répandus, ou pas assez populaires.

Rendre à la profession de garde-malade

le degré d'importance qu'elle mérite ; procurer aux personnes qui s'y consacrent l'instruction qui leur est propre ; leur indiquer les secours d'urgence qui ne sont pas hors de leur compétence ; enfin les prémunir contre les travers d'une sotte vanité ; tel est en peu de mots le but de ce petit ouvrage, qui se divise en quatre parties.

La première partie concerne le personnel des garde-malades. La seconde indique les soins généraux à donner aux malades, abstraction faite de la nature de leur mal. La troisième traite des soins particuliers à certaines affections. La quatrième a pour objet la petite chirurgie domestique, la préparation des médicamens usuels, et la diététique des malades.

Il serait à désirer que chaque mère de famille, que chaque personne charitable, apprît à soigner au besoin un parent, un ami, un malheureux; car il faut pour cela plus que du zèle. La mère de famille n'est-elle pas de droit la première garde-malade des personnes qui l'entourent? Et quelle satisfaction ne goûte-t-elle pas lorsque les soins les plus affectueux ont contribué à conserver la vie d'un père, d'un époux, d'un enfant!

Les avis renfermés dans le cours de cet ouvrage s'adressent donc non-seulement aux personnes consacrées par état au service des malades, mais encore à celles qui n'y seront appelées qu'accidentellement. C'est en faveur de celles-ci que je suis entré dans quelques détails inutiles aux premières, et qui pourront paraître minutieux au premier abord.

Convaincu que la clarté est le premier mérite d'un livre populaire, j'ai tâché de me rendre intelligible, en me tenant autant que possible à la portée de toutes les classes de lecteurs. Je me suis également borné à enseigner la manière de bien exécuter les ordonnances du médecin et non celle de guérir les maladies, même les plus simples. En un mot, j'ai cherché à faire de bonnes garde-malades, et non de mauvais médecins.

Indépendamment d'une expérience acquise par plusieurs années de pratique, soit dans le monde, soit dans les hôpitaux, j'ai cherché à m'entourer des lumières qui s'offraient autour de moi. J'en ai trouvé de précieuses dans le petit Manuel du docteur Fodéré; dans l'excellent article inséré par M. le docteur Marc dans le Dictionnaire des Sciences médicales; dans plusieurs ouvrages de médecine justement estimés; enfin dans les entretiens et les avis de plusieurs médecins recommandables que je m'abstiens de nommer.

ART
DE SOIGNER LES MALADES.

PREMIÈRE PARTIE.

CHAPITRE PREMIER.

DES GARDE-MALADES.

Dangers des livres de médecine populaire, et du faux savoir des garde-malades.

Les livres de médecine populaire et le faux savoir des *commères* produisent presqu'autant de ravages que les maladies les plus meurtrières.

Si le médecin qui, par état ou par goût, passe sa vie entière à approfondir les diverses branches de son art, est sujet à se tromper quelquefois dans la pratique, comment un homme qui ouvre par hasard un livre de médecine, pour la première fois, pourra-t-il se flatter d'avoir le coup-d'œil assez sûr, le tact assez fin, pour ne pas commettre des erreurs irréparables? Saura-t-il saisir telle nuance imperceptible qui distingue deux maladies, dont les causes, la nature, et par conséquent le traitement, sont diamétralement opposés? Enfin tiendra-t-il compte des modifications nécessitées par l'âge, le tempérament du sujet, ou par les circonstances qui peuvent lui être particulières.

Aussi qu'arrive-t-il? C'est qu'un grand nombre de malades trouvent la mort dans le zèle indiscret des personnes qui, soit par présomption de leur propre science, soit par une économie mal entendue, ont prétendu les guérir sans le secours du médecin : il eût peut-être été plus sage, en pareil cas, de s'en rapporter entièrement à la nature.

Un autre inconvénient des livres dont je parle, est de frapper aisément les esprits faibles et timorés. Combien de personnes ne voit-on pas tous les jours, reconnaître soi-disant en elles les symptômes de toutes les maladies dont elles ont lu la description, et qui, après s'être traitées pendant long-tems d'une maladie imaginaire, finissent par s'en donner une réelle qui les conduit au tombeau?

Certains ouvrages de ce genre, placés entre les mains de personnes prudentes, pourraient cependant produire quelque bien dans certaines communes, où l'on ne trouve pas même un chirurgien, par ce que les habitans sont trop pauvres pour recourir à son ministère.

Mais que dire en faveur des *commères* qui s'avisent de faire la médecine? Nos villes et nos campagnes fourmillent d'un essaim de femmes aussi présomptueuses qu'ignorantes, qui s'imaginent avoir autant de talent que le médecin le plus consommé, parce qu'elles ont la tête meublée de quelques termes de l'art et de quelques formules banales; ou bien par ce qu'elles ont vu quelques individus crédules ne retirer aucun mauvais effet de leurs prescriptions d'almanachs, dont la principale vertu est souvent de n'en point avoir.

Ces femmes], avec une arrogance qui ne peut être comparée qu'à la sottise des bonnes gens qui les consultent, non contentes de faire elles-mêmes des prescriptions, ne rougissent pas de censurer ou de révoquer, de leur autorité privée, celles des gens de l'art; il n'est même pas rare de voir des garde-malades se permettre de semblables manœuvres envers le médecin qui leur a confié l'exécution de ses ordonnances.

Si les lois sont impuissantes contre un genre de délit qui compromet si fortement la santé publique, il faudrait au moins que les personnes qui s'exposent si souvent à en être victimes, eussent assez de bon sens pour sentir enfin, que la vie d'un médecin n'étant pas assez longue pour étudier à fond tous les secrets de sa profession, il est impossible qu'une femme sans éducation soit en état de pratiquer un art qui exige les études les plus suivies, et toute garde qui veut se mêler de faire la médecine, devrait subir un châtiment exemplaire.

Le mal que cause le faux savoir des garde-malades est immense; et l'on aurait peine à concevoir le nombre prodigieux de leurs dupes, si l'on ne savait combien le peuple, de quelqu'étage qu'il soit, est facile à séduire. D'ailleurs le dégoût qu'inspire un traitement long et rigoureux dont on croit n'obtenir aucun résultat; l'espoir flatteur d'une prompte guérison, font que l'on écoute aveuglément le premier venu, pourvu qu'il parle un langage moins sévère que celui du médecin et qu'il permette un régime plus commode. Le petit peuple, de son côté, préfère s'adresser aux commères, par ce que, nées dans la même classe que lui, elles ont ses habitudes, ses mœurs, son langage; par ce qu'il croit dépenser moins d'argent, et surtout par ce qu'un préjugé ridicule lui fait croire qu'un médecin n'apporterait pas à la conservation des jours du pauvre le même zèle qu'à prolonger l'existence du riche.

J'ai cru devoir donner quelques développemens à des considérations qui pourront paraître étrangères à mon sujet, afin de faire mieux sentir les motifs qui m'ont engagé à éviter soigneusement de parler dans le cours de ce petit ouvrage, des caractères des maladies et de l'application des remèdes; pour mieux inculquer aux garde-malades qu'elles ne doivent se considérer que comme un instrument passif, dont le médecin se sert pour parvenir à ses fins; et enfin pour prémunir le public contre le danger des remèdes *de bonnes femmes*.

Des précautions qu'exige le choix d'une garde-malade.

Ce n'est point assez de ne confier la santé d'un malade qu'au médecin le plus habile, de n'employer que des médicamens dont la qualité ne laisse rien à désirer : ces précautions deviennent vaines, si les ordonnances du médecin ne sont exécutées avec discernement et intelligence. Combien de fois n'a-t-on pas vu la maladie la plus simple devenir mortelle, et les médicamens les plus salutaires se convertir en poisons, par l'incurie, l'ignorance ou, ce qui est encore plus déplorable, la présomption des personnes à qui la garde du malade était confiée.

La plupart de celles qui exercent cette profession, sont des femmes sans instruction, souvent âgées ou infirmes; ignorantes; entêtées et présomptueuses; brusques; sans moralité, livrées à la boisson à un tel point, qu'elles ruinent leur santé et conservent rarement l'usage de leurs facultés : souvent même ce sont des femmes sorties de la domesticité, dont elles ont contracté tous les vices : et voilà les êtres aux soins de qui on ne craint pas de confier ce que l'on a de plus cher au monde; tandis qu'il est une foule de femmes bien nées, mais peu favorisées de la fortune, qui ne répugneraient point à remplir ces fonctions aussi honorables que peu honorées, si l'on cessait de confondre les garde-malades avec les domestiques, et de les faire manger avec eux!

Je dois encore signaler un abus scandaleux d'après lequel les gardes se croient en droit d'enlever à leur profit les effets des défunts. A peine un malade a-t-il fermé la paupière, que les mercenaires qui l'entourent, se précipitent comme des oiseaux de proie sur son cadavre encore palpitant, pour le dépouiller de ses bijoux et de ses effets les plus précieux, sans égard pour ce respect religieux que commande la mort, et pour les scènes déchirantes que produit un pareil moment!

J'ai déjà dit, et je le répète une fois pour toutes, il serait à désirer que les mères de famille, vraiment dignes de ce nom, se missent en état de soigner elles-mêmes les personnes qui les entourent : mais comme le soin de leur propre conservation, et le besoin de veiller à leurs affaires sont aussi des devoirs, je vais leur tracer quelques règles générales à suivre dans le choix d'une garde-malade, les engageant néanmoins à profiter des leçons que je donnerai ensuite à celles-ci, ne fût-ce que pour être à même d'exercer une utile surveillance. Ce choix doit avoir pour objet trois choses principales: le sexe et l'âge ; les qualités physiques et morales; et les connaissances que doit posséder l'individu.

La raison et l'expérience ont démontré que les femmes ont plus de douceur, de patience, d'humanité, de complaisance, de dextérité que les hommes; elles sont plus susceptibles de ces attentions délicates, de ces soins affectueux qui font tant de bien aux malades. Aux femmes semble avoir été réservé spécialement le don d'adoucir les maux de l'humanité et de porter la consolation et l'espoir dans le cœur du malheureux qui souffre : elles seules peuvent, sans blesser les convenances, soigner les deux sexes; aussi doit-on préférer leur service à celui des hommes, toutes les fois que l'adresse n'a pas besoin d'être accompagnée d'une grande force.

L'âge d'une garde doit être proportionné à celui du malade qu'elle est appelée à soigner : outre que la décence ne permettrait pas de placer une femme jeune auprès d'un homme dans la force de l'âge, cette imprudence pourrait avoir les conséquences les plus funestes dans certains cas, où l'effet même du mal est d'exalter l'imagination à mesure que les forces physiques s'éteignent. Les vieillards ont besoin d'être entourés de gens dont la vue ne leur rappelle pas leur propre décadence. Les enfans aiment les soins des personnes qui ne sont pas trop étrangères à leurs goûts, à leurs habitudes. Enfin les femmes, par la délicatesse de leurs nerfs, la nature de leur constitution, et la mobilité de leurs désirs, exigent un service prompt et rempli d'attentions, de prévenances délicates, qu'elles ne peuvent espérer que d'une garde jeune et intelligente.

Ainsi, auprès d'un jeune homme on placera une femme de quarante à cinquante ans qui, indépendamment des autres convenances, lui en imposera par son âge : auprès d'une femme ou d'un vieillard, une garde dans la force de l'âge : auprès d'un enfant, une jeune personne. Mais il faut autant que possible éviter d'employer des gardes âgées de moins de vingt ans et de plus de cinquante-cinq. Le service que l'on retirerait des unes et des autres serait trop imparfait, et pourrait devenir funeste.

Une bonne garde doit être leste, active, sobre, d'un naturel gai ; douée de quelqu'éducation ; d'une constitution forte et robuste, qui la mette à même de supporter aisément les fatigues de son état, et n'offre pas au malade un objet de dégoût : elle doit avoir l'oreille fine et le sommeil léger, une patience et une complaisance à toute épreuve : rangée dans l'emploi de son tems et dans le placement des objets relatifs à son service, elle fera chaque chose à tems et bien.

Une propreté recherchée, tant sur toute sa personne que dans les moindres détails de son service, est aussi nécessaire pour sa propre santé que pour celle du malade confié à ses soins. Elle doit être ferme envers celui-ci, mais sans brutalité; polie avec les domestiques sans les fréquenter; respectueuse et docile envers le médecin, dont elle exécutera les ordonnances avec une ponctualité rigoureuse : enfin une taille avantageuse lui donnerait beaucoup d'aisance pour remuer le malade sans le fatiguer.

Je ne parlerai pas de la fidélité, de la discrétion, et des autres vertus que doit posséder un serviteur quelconque; mais je ne saurais trop recommander de rejeter le service des femmes qui ont quelqu'infirmité apparente ou cachée, ou qui ont des prétentions à la science. Un défaut non moins essentiel à éviter c'est cette loquacité si commune aux garde-malades, qui en fait le fléau des ménages où elles sont appelées ; et qui est aussi dangereuse qu'incommode pour le patient, par les idées affligeantes dont elles frappent son imagination déjà affaiblie par la souffrance.

Les connaissances nécessaires à une garde-malade, sans être profondes, sont nombreuses et non moins essentielles que les qualités personnelles que je viens d'énumérer ; elle doit non-seulement lire et écrire ; il faut encore qu'elle sache panser au besoin une plaie simple; appliquer un vésicatoire, des ventouses ou des sang-sues ; préparer certains médicamens dont la confection n'exige pas rigoureusement le concours du pharmacien ; choisir et apprêter les alimens destinés au malade. Chacune de ces connaissances sera l'objet d'un corps d'instructions que l'on trouvera dans la quatrième partie de cet ouvrage.

Il est indispensable que la garde sache lire, afin de prendre connaissance des prescriptions et instructions que le médecin peut avoir laissées par écrit ; afin d'éviter la confusion desdites prescriptions lorsqu'il y en a plusieurs ; afin de n'être pas exposée à des erreurs funestes en administrant un médicament pour un autre, ce qui n'arrive que trop souvent. Enfin il est bon qu'elle sache écrire, ne fût-ce que pour tenir sous la direction du médecin *le journal* dont il est parlé plus loin. Les malades aiment d'ailleurs que l'on fasse diversion à leurs souffrances, et il n'y a pas de meilleur moyen que la lecture.

Il est des pansemens si simples et si faciles, que toute personne douée d'un peu de dextérité peut les pratiquer aisément. En évitant ainsi d'appeler le chirurgien, on est toujours assuré que les pansemens sont faits à l'heure voulue, et l'on y trouve en outre une grande économie, ce qui n'est pas à dédaigner, surtout lorsque le malade est peu fortuné, et la maladie grave. La garde, en pareil cas, doit se faire un devoir de remplacer le chirurgien, afin de concourir autant qu'il est en elle, au soulagement d'une famille souvent ruinée par les frais d'une maladie longue et dispendieuse.

L'application des vésicatoires et la pratique de la saignée, ne devraient être confiées qu'à des hommes de l'art ; mais si l'on considère que le moindre retard dans l'un ou l'autre cas peut coûter la vie au malade, et qu'il n'est pas toujours facile de se procurer à l'instant un chirurgien, on sentira combien il serait précieux d'avoir à toute heure, auprès de soi, un individu qui pût le remplacer. Quant aux sangsues, ventouses, et aux topiques de toute espèce, l'application peut en être confiée avantageusement à une garde intelligente, par les mêmes motifs que j'ai fait valoir ci-dessus.

Les tisannes, émulsions, cataplasmes, potions purgatives, et une foule d'autres médicamens magistraux, sont ordinairement préparés chez le malade. Cette méthode est fort bonne sous le rapport de l'économie; mais ces préparations, confiées ordinairement à des domestiques négligens, sont faites sans règles, sans principes, et trompent fort souvent l'attente du médecin, ce qui n'aurait pas lieu si une garde intelligente était chargée de ce soin. Alors ces médicamens seraient non-seulement moins chers, mais ils en vaudraient mieux sous plus d'un rapport.

Enfin il est essentiel que la garde apprête elle-même les alimens destinés à son malade, par ce que la cuisine des malades, différant essentiellement de celle des personnes bien portantes, ne doit avoir rien de commun avec elle: la première exige d'ailleurs une infinité de soins minutieux qui paraîtraient puériles et ridicules aux yeux d'un cuisinier.

J'ajouterai, pour compléter ce tableau des connaissances nécessaires aux personnes consacrées par état au soin des malades, qu'il serait utile que la garde placée auprès d'un blessé ou d'une femme en couches fût en état de réparer un appareil dérangé, ou d'arrêter une hémorrhagie imprévue, pendant qu'elle ferait avertir le médecin; car il n'est pas rare de voir, en pareil cas, le malade mourir sans secours, en attendant l'arrivée de l'homme de l'art.

Service des garde-malades, et définition de l'hygiène.

La profession de garde-malades impose des devoirs aussi nombreux que minutieux, mais dont aucun ne doit être négligé : ils commencent avec la maladie, ils en suivent le cours, et ne finissent qu'avec ses derniers symptômes.

La personne placée auprès du lit d'un malade doit ne pas le quitter d'un instant, lui donner tous les soins que son état exige, et tenir la main à ce que les ordonnances du médecin soient scrupuleusement observées, tant par le malade que par les personnes qui l'entourent; observer attentivement tous les changemens survenus depuis la dernière visite ; noter d'une manière intelligible sur *son journal* les observations recueillies par elle, afin de pouvoir les communiquer au médecin ; la convalescence, loin de lui procurer quelque repos, rendra sa surveillance plus nécessaire; enfin la mort même lui laissera encore des devoirs à remplir.

Les soins qu'exigent les malades sont, ou généraux et indépendans de toute circonstance particulière; ou particuliers et surbordonnés, soit aux différences d'âge, de sexe, de condition, soit à la nature de la maladie. Ils peuvent être divisés comme elle en trois périodes; l'invasion, la durée et le terme; et consistent principalement dans la dispensation et l'usage régulier des choses nécessaires à la conservation ou au rétablissement de la santé, et qui forment la matière de l'hygiène.

L'hygiène est cette branche de l'art de guérir qui enseigne à conserver la santé par l'emploi sage et modéré des choses qui peuvent avoir sur elle une influence quelconque. De toutes les connaissances humaines, celle des règles de l'hygiène est une des plus utiles, puisqu'elle nous procure les moyens de nous ménager une vieillesse exempte d'infirmités; et il serait honteux qu'une garde-malade n'en connût pas au moins les premiers élémens.

Le domaine de l'hygiène se compose de toutes les causes physiques ou morales qui peuvent agir d'une manière plus ou moins directe sur nos organes. Les anciens les avaient divisées en six classes, et les désignaient on ne sait trop pourquoi, sous le nom des *six choses non naturelles* : chacune d'elles s'identifie cependant tellement avec la nature de l'homme, qu'il ne pourrait en être privé sans être exposé à périr plus ou moins promptement, ou à être gravement incommodé. Ces six choses, que je nommerai tout simplement *matière de l'hygiène*, sans rechercher laquelle de ces deux dénominations est la plus convenable, sont :

Les choses qui nous environnent, (c'est-à-dire l'air, la lumière, etc.);

Les choses qui s'appliquent sur le corps, (les vêtemens, les frictions, les bains, douches et lotions, les topiques, etc.);

Les choses qui s'introduisent dans le corps, (les alimens, les médicamens, etc.);

Les actions, (l'exercice et le repos, le sommeil et la veille, etc.);

Les excrétions, (la transpiration, les évacuations sanguines, les crachats, les selles, les urines, etc.);

Les affections morales, (les passions, la joie, le chagrin, la crainte, l'espérance, etc.).

Les règles de l'hygiène ont donc pour but de nous indiquer les proportions dans lesquelles nous pouvons user de chacune de ces choses sans que notre économie en soit altérée, et sans troubler l'équilibre qui doit régner entre nos organes, et les fonctions qu'ils sont appelés à remplir. C'est-là ce qui constitue le régime, mot par lequel on entend mal à propos la privation de quelques alimens : cette privation n'est elle-même qu'une partie du régime.

Premiers devoirs de la garde-malade.

La personne préposée à la garde d'un malade doit s'occuper avant tout du choix des localités: en conséquence, du moment que vos services seront réclamés, choisissez dans toute la maison, si le médecin ne l'a déjà fait, la chambre qui vous paraîtra la plus salubre et la plus commode en même tems. Pour réunir cette double qualité, il faut qu'elle soit élevée au-dessus du rez-de-chaussée; exposée au midi ou au levant, et en bon air; éloignée du bruit, des eaux stagnantes, des amas de fumiers ou autres matières en putréfaction; aérée s'il se peut, sur des jardins, sur une place, ou sur une vaste cour, de préférence à la rue; percée de manière à ce que l'air s'y renouvelle aisément, mais sans établir de courans entre les portes et les croisées; enfin qu'elle ne soit pas trop isolée du reste de l'appartement.

Mais comme la plupart de ces conditions sont fort difficiles à rencontrer, surtout dans les villes populeuses, où les logemens sont très-resserrés, attachez-vous du moins à tirer des localités le meilleur parti possible, si l'exiguité de l'appartement ou sa mauvaise distribution ne vous permettent pas de faire autrement. Dans tous les cas, il est essentiel qu'il y ait une cheminée, dont le tuyau opérant l'effet d'un ventilateur, contribuera puissamment au renouvellement de l'air.

Ce choix fait, assurez-vous que les portes et croisées ferment hermétiquement; sinon calfeutrez-les avec soin, occupez-vous ensuite du lit, que vous placerez hors des courans d'air, et de manière à ce que l'on puisse librement circuler autour, pour la facilité du service:

il sera bon, d'ailleurs, de le garnir de rideaux d'une étoffe légère; cela vaudra infiniment mieux que de le laisser enfoncé dans une alcove.

Le lit des malades ne doit être ni trop douillet, ni trop chaud : deux bons sommiers de crin, un matelas de belle laine, une couverture de coton en été, et de laine en hiver, un traversin et un oreiller, formeront un excellent coucher. Les lits de plume offrant au poids du corps moins de résistance que le crin, forment un creux dans lequel le malade se trouve comme enchâssé, les reins s'échauffent, et il n'est pas rare de voir les urines se supprimer par cette seule cause. La multiplicité des couvertures, que bien des gens regardent comme très-salutaire, n'offre pas moins d'inconvéniens.

Si la maladie paraît devoir être longue et sérieuse, recouvrez le matelas d'une peau de mouton dont la laine sera tournée en dessous; étendez par-dessus un premier drap de toile qui bordera le lit tout autour; placez par-dessus celui-ci un vieux drap ployé en quatre ou en huit, que vous renouvellerez toutes les fois qu'il sera sali. Une forte sangle de coutil, d'environ quinze pouces de large, placée en travers du lit à la hauteur des reins du malade vous donnera beaucoup de facilité pour le remuer s'il est très-faible; vous terminerez ensuite le lit à l'ordinaire. Ayez bien soin de ne jamais employer du linge qu'il n'ait été exposé pendant une heure ou deux au soleil ou auprès du feu, afin de lui enlever cette fraîcheur que laisse toujours le blanchissage.

Cela fait, munissez-vous de tous les meubles et ustensiles nécessaires au service d'un malade, et qui sont : un attirail complet de garde-robe, auquel vous joindrez un urinoire et un bassin, (sous le rapport de la propreté, le verre ou la faïence sont préférables à l'étain ou au cuir verni); un vase à infusion ou théière; un ou plusieurs pots à couvercle pour conserver les boissons; un bain-marie à l'esprit de vin; une bouilloire en cuivre; une pendule ou une montre; une caraffe, des gobelets et des tasses de plusieurs grandeurs;

une ou deux cuvettes; quelques cuillers d'argent; du linge de toute espèce, des alaises, (c'est une large pièce de linge en plusieurs doubles, qui sert à garnir le lit); des oreillers et couvertures de rechange; une petite provision de bois, de sucre, de vins, sirops, etc. un seau couvert pour recevoir les eaux, etc. etc. Tous ces objets seront tenus dans la plus grande propreté.

Après avoir terminé toutes ces dispositions vous n'aurez plus qu'à allumer du feu, selon la saison, bassiner le lit, sur-tout en hiver; et vous coucherez le malade, en ayant l'attention de rechercher les positions qui lui seront le plus commodes.

Aussitôt que votre malade aura pris possession de son lit, résolvez-vous à ne plus le quitter d'un seul instant jusqu'à la fin de sa maladie; à vivre renfermée avec lui, respirant jour et nuit le même air; à supporter avec patience les caprices, les boutades et les tracasseries de toute espèce qui souvent seront le prix de vos soins. Regardez-vous dès-lors comme le ministre du médecin, et pénétrez-vous bien de l'importance du mandat que vous avez à remplir.

Mettez toute votre attention à étudier le caractère et les habitudes de votre malade, afin de vous y conformer. Prévenez tous ses désirs; allez au-devant de ses moindres besoins. Mais d'un autre côté, prenez garde de l'importuner par trop de prévenances; car, si la plupart des malades aiment que l'on s'occupe beaucoup d'eux, il en est d'autres qui ne demandent que la tranquillité : *en général amusez les enfans, causez avec les femmes, parlez peu aux hommes, flattez les riches, consolez les pauvres* (Fodéré).

Quel que soit l'âge ou le sexe de la personne que vous soignez, prêtez-vous à ses fantaisies, tant qu'elles seront sans conséquence; mais si elles étaient de nature à lui devenir pernicieuses, employez avec adresse la voie de la persuasion pour donner un autre cours à ses idées, et ne prenez rien sur vous avant d'avoir consulté le médecin.

Si votre malade paraît triste et rêveur, s'il se chagrine de son état, cherchez à le distraire, soit par des lectures qui puissent l'intéresser, soit en lui parlant de toute autre chose. Quand les accens de la raison seront impuissans, employez avec ménagement la voix de la religion s'il est susceptible de l'entendre; mais quelle que soit votre croyance, gardez-vous bien de scruter ou de contrarier la sienne.

Tenez exactement compte des phénomènes survenus pendant l'absence du médecin, afin de l'en informer à sa première visite, et hâtez-vous de le faire avertir toutes les fois qu'un événement imprévu rendra sa présence nécessaire.

Du journal des Garde-malades.

Afin de n'oublier aucune des circonstances que le médecin a intérêt de connaître, prenez après qu'il sera sorti, une feuille de papier, en tête de laquelle vous mettrez la date et l'heure de la visite : vous énoncerez au-dessous les prescriptions tant en médicamens qu'en alimens. Chaque fois qu'il surviendra quelque changement, en bien ou en mal, écrivez votre observation à la ligne, en indiquant l'heure en marge. Vous ferez la même chose quand vous administrerez l'une des prescriptions capitales. Si la maladie est accompagnée de symptômes qui se renouvellent fréquemment, tels qu'une évacuation immodérée, des faiblesses, notez le nombre de fois qu'ils se manifesteront.

EXEMPLE.

Du 5...., six heures du soir.

Tisanne de riz.	Julep n° 1 (deux doses).
Limonade cuite.	Bols n° 2 (trois prises).

Trois bouillons au jaune d'œuf.

Huit heures. — Le malade prend une dose de julep.

Dix heures.—Le malade repose : la deuxième dose est suspendue.

Minuit. — Agitation, léger délire, la deuxième dose est donnée.

Six heures du matin. — Le malade a eu environ quatre heures d'un sommeil agité, interrompu par trois selles rendues.... (*avec ou sans coliques*): les matieres sont.... (*indiquer leur nature et leur quantité*).

Sept heures. — Les vésicatoires des jambes prennent une teinte violette, mélangée de noir.

La déglutition, devenue difficile, ne permet pas au malade de prendre le bol.

Dix heures. — La limonade continuant à causer de la toux depuis hier soir, est suspendue.

Le bol vient d'être avalé, délayé dans du vin.

Deux heures. — Le malade a eu trois selles depuis le matin : il sommeille depuis midi, et transpire abondamment.

etc., etc.

AUTRE EXEMPLE.

Du 15...., deux heures après-midi.

Lait d'ânesse. Boisson à volonté.

Bain (*indiquer l'espèce*).

Volaille soir et matin.

Six heures. — La malade éprouvant des flatuosités le bain est retardé.

Huit heures. — Elle sort du bain, où elle a

resté. . . (*indiquer combien de tems, et ce qu'elle y a éprouvé*).

L'appétit est bon, mais l'heure avancée force à retrancher une portion des alimens.

Cinq heures du matin.—La nuit a été bonne, sauf quelques pesanteurs d'estomac. La bouche est pâteuse; le lait supprimé.

Huit heures. — Maux de tête, élévation dans le pouls : la malade boit abondamment.

Deux heures. — Les règles paraissent depuis midi : plus de fièvre; l'appétit est bon, etc., etc.

Ces deux exemples, qu'il serait inutile de multiplier, me paraissent plus que suffisans pour la personne même la moins intelligente; d'ailleurs il appartient au médecin d'indiquer la manière dont il entend que soit tenu ce *memento*, qui doit lui être présenté tous les jours.

Connaissance sommaire du pouls.

Quoique l'on ne puisse trop recommander aux garde-malades de ne pas s'immiscer dans les attributions du médecin, il est bon qu'elles s'accoutument à reconnaître les principales qualités du pouls, afin de remplir leur service avec plus de précision.

Le pouls est ce battement que l'on sent sous le doigt en l'appuyant légèrement sur le trajet d'une artère ; on consulte ordinairement celle qui longe la face interne de l'avant-bras pour aller se perdre dans la main.

Faites fléchir un peu le poignet de la personne dont vous voulez tâter le pouls, afin de détendre les muscles de cette partie; ensuite avec l'index et le doigt du milieu de la main droite, tâtez l'artère un peu au-dessus de l'articulation du poignet, et observez attentivement si les pulsations sont fortes ou faibles, dures ou molles, lentes ou précipitées, régulières ou irrégulières.

La pulsation est forte si, sans être ni dure ni précipitée, elle se fait bien sentir sous le doigt : au contraire, elle est faible et le pouls est petit si la pulsation est presqu'insensible. Si le contact de l'artère vous fait éprouver un coup sec, le pouls est dur ; le contraire n'a pas besoin de définition. Le pouls est régulier lorsque les pulsations se font à des intervalles égaux et avec la même force; il prend le nom d'intermittent s'il s'arrête de tems à autre.

Dans toutes vos observations sur le pouls, tenez compte de l'âge du sujet; vîte et mou chez le enfans, ces deux caractères changent avec le cours de la vie. Le pouls d'un adulte bien constitué bat environ un coup par seconde; il se rallentit beaucoup, et devient petit et dur chez les vieillards. Quelles que soient vos remarques, bornez-vous à les noter sur votre journal, sans chercher à en tirer des inductions qui ne sont pas de votre compétence.

DEUXIÈME PARTIE.

CHAPITRE II.

DES CHOSES QUI NOUS ENVIRONNENT.

De l'Air.

L'AIR peut être considéré comme le principe de vie de tous les corps organisés : sans lui, point de végétation, point de respiration, point de combustion. L'homme peut supporter pendant quelque tems la privation totale d'alimens; mais aussitôt que l'air lui manque, il éprouve un sentiment de malaise qui croît à vue d'œil et se termine en quelques minutes par la mort la plus douloureuse.

Sans m'occuper ici des propriétés chimiques et physiques de l'air, je ne puis me dispenser de dire un mot de ses effets sur l'économie animale, des qualités particulières qu'il emprunte des substances avec lesquelles il se trouve mélangé; du mécanisme de la respiration, et des moyens artificiels à l'aide desquels on peut purifier l'air corrompu, ou prévenir sa corruption. Ces connaissances préliminaires, indispensables à toute personne placée auprès d'un malade, lui feront voir aisément ce qu'elle a à faire pour lui procurer ainsi qu'à elle-même un air toujours pur et de bonne qualité.

Abstraction faite des qualités accidentelles qu'il est susceptible de contracter, l'air exerce sur nos organes une vertu tonique et irritante que l'habitude nous empêche de sentir, mais qui devient plus évidente, lorsque l'enlèvement de l'épiderme a augmenté la sensibilité; de là l'impression douloureuse que l'air produit sur les plaies.

Si la présence de ce fluide est l'une des principales, ou pour mieux dire la première condition de la vie, il devient aussi, dans maintes circonstances, une source de maladies et un germe de mort, parce que, exerçant sur tous les corps une propriété dissolvante très-énergique, il n'est jamais parfaitement pur. C'est ainsi que le voisinage des terrains gras, humides, marécageux; des amas quelconques de matières en putréfaction, lui communique des propriétés pestilentielles; que l'air des vaisseaux, des prisons, des ateliers, des hôpitaux, et autres lieux semblables, s'imprègne des vapeurs méphytiques, fournies par la respiration et la transpiration d'un grand nombre d'individus plus ou moins mal sains.

L'air est en outre chargé d'une portion d'humidité que lui fournissent les vapeurs extraites de la terre par la chaleur du soleil. Ces vapeurs, condensées par la fraîcheur des nuits, retombent en goutelettes, et forment ce que l'on appelle *le serein* ou *la rosée*; plus la chaleur est forte, plus le soleil pompe de vapeurs, et plus la rosée est abondante; de là vient la grande humidité des nuits dans les pays chauds.

L'humidité atmosphérique, quand elle n'est ni trop abondante, ni fournie par des terreins marécageux ou des eaux croupissantes, est utile pour entretenir la souplesse des organes, et prévenir l'irritation qu'un air trop sec produirait sur les poumons. C'est pour cela qu'il est nécessaire de tenir de l'eau en évaporation sur les poëles, sur-tout lorsque l'air de l'appartement se renouvelle rarement.

La facilité avec laquelle ce fluide se charge des miasmes méphytiques, en fait un puissant agent de désinfection, et l'on parvient à purifier aisément les lieux les plus infectes, en y favorisant la circulation d'une grande masse d'air, qui, par la rapidité de son mouvement, les lave en quelque sorte, et emporte les germes d'infection dont ils sont souillés.

Il devient par le même motif, le véhicule des émanations bienfaisantes qu'il retire de certaines substances médicamenteuses réduites à l'état de vapeur, ou du parfum de la plupart des végétaux.

L'absorption des pores de la peau, et la respiration, fournissent à nos organes la quantité d'air qui leur est nécessaire. La respiration, dont le mécanisme ne peut être mieux comparé qu'au jeu d'un soufflet, se compose de deux tems; l'un *d'inspiration*, l'autre *d'expiration*. L'air introduit dans les poumons pendant l'inspiration, s'y décompose ; la partie la plus pure circule avec le sang dans toute l'économie animale ; et l'autre ayant perdu toutes les qualités de l'air respirable, est chassée au dehors par *l'expiration*, et se mêle de nouveau à l'atmosphère. C'est là la cause principale de l'insalubrité des salles de spectacle, et autres lieux de réunions nombreuses.

Le fréquent renouvellement d'air et une grande propreté sont le meilleur moyen d'en prévenir la corruption : en conséquence, répandez souvent de l'eau et du vinaigre sur le sol, s'il n'est pas frotté; balayez la chambre matin et soir, et profitez de ce moment pour ouvrir les croisées, mais ayez soin de fermer les rideaux du lit, afin que le malade ne soit incommodé ni par l'air, ni par la poussière.

Ne souffrez dans la chambre d'un malade aucune odeur forte, de quelque nature qu'elle soit : n'y laissez point séjourner d'alimens; outre qu'ils s'y gâteraient promptement, ils ne tarderaient pas eux-mêmes à vicier l'air :

enlevez-en promptement les linges sales, et tout ce qui pourrait entretenir la malpropreté. Éloignez-en les fleurs; leur parfum, d'ailleurs si suave et si salutaire quand on le respire en plein champ, devient souvent mortel dans une chambre close, tandis que les végétaux inodores, au contraire, contribuent à purifier l'air : les médecins de campagne prescrivent souvent de tenir, dans la chambre de leurs malades, des branches d'arbre fraiches, et s'en trouvent bien; enfin, évitez la réunion d'un trop grand nombre de personnes, ou si vous ne pouvez faire autrement, tenez le plus que vous pourrez les croisées ouvertes.

Comme il n'est pas toujours facile de renouveller l'air aussi souvent qu'il serait nécessaire, on a recours à des procédés artificiels au moyen desquels on parvient plus ou moins complettement à le désinfecter ou à prévenir sa corruption. Le plus efficace de ces moyens est sans contredit celui du feu; non qu'il détruise directement les germes d'infection, mais parce que la chaleur déterminant vers la cheminée un courant d'air, celui de la chambre est entraîné avec force le long du tuyau et remplacé aussitôt par celui que la même cause attire du dehors.

On emploie encore pour purifier l'air, diverses fumigations, dont la plupart, telles que le sucre et les parfums, ne servent qu'à masquer les mauvaises odeurs sans en détruire la cause. Le vinaigre en évaporation remplit mieux le but proposé, et le meilleur moyen pour cela est de le faire chauffer lentement, à la chaleur d'une lampe de nuit. Mais tous ces procédés, bons dans les cas ordinaires, deviennent insuffisans dans les maladies graves, et l'on est obligé d'avoir recours à des moyens plus énergiques, tels que ceux décrits à l'article des maladies contagieuses.

Le calorique, ou ce que l'on nomme vulgairement *la chaleur*, n'est pas moins nécessaire que l'air à la conservation de la vie. Il est comme lui tonique, ou pour mieux dire l'air ne jouit de cette propriété, qu'en raison des diverses proportions de calorique qu'il contient. Un air sec et modérément chaud entretient la vigueur des organes; un air trop froid les engourdit; une chaleur trop forte irrite la peau et amène des transpirations qui épuisent d'autant plus, qu'elles sont plus copieuses.

Un préjugé trop accrédité parmi le peuple, fait croire que l'on ne peut tenir les malades trop chaudement. En conséquence, non contens de transformer leur chambre en une véritable étuve, on les surcharge de couvertures, et par cette malheureuse habitude, on leur fait perdre dans des transpirations immodérées le peu de forces que leur laissait la maladie; tandis que d'un autre côté, la gravité du mal est augmentée par le méphytisme des sueurs. Aussi voit-on communément ceux des malades qui résistent à ce traitement meurtrier, avoir des convalescences longues et très-pénibles.

Une garde intelligente saura éviter cette erreur, en procurant à son malade un air plutôt frais que chaud, et en le couvrant légèrement. Elle tiendra dans la chambre un thermomètre qui ne devra jamais marquer plus de douze à quatorze degrés Réaumur, à moins que le médecin n'en ordonne autrement. Il est néanmoins bon d'entretenir en toute saison un peu de feu, comme moyen de salubrité, dût-on laisser les croisées ou la porte ouvertes. Je parlerai, à l'article des Sueurs, des moyens de réchauffer un malade, ou d'empêcher qu'il ne se refroidisse.

De la Lumière.

La lumière exerce sur notre économie, une influence presqu'égale à celle de l'air et du calorique. On peut cependant en supporter la privation pendant long-tems, non sans incommodité, mais sans cesser de vivre.

Il faut distinguer dans les sensations que la lumière nous fait éprouver, celles qui frappent la généralité des organes, de celles qui affectent celui de la vision en particulier.

Considérée dans ses effets généraux, la lumière est éminemment stimulante, tonique et devient parfois fortement irritante. On a remarqué depuis long-tems les bons effets des rayons du soleil dirigés sur la partie malade, dans certaines affections locales, qui reconnaissent pour cause la faiblesse organique. On expose avec succès à la lumière du soleil les membres frappés d'hydropisie, de paralysie, de gonflemens œdèmateux, etc.; mais il faut bien se garder de mettre ce moyen en usage, toutes les fois qu'il existe un principe d'irritation: l'*insolation* pourrait déterminer alors une inflammation violente, et produire ce que l'on nomme vulgairement *un coup de soleil.* Il est même nécessaire, lorsque l'insolation partielle est prescrite, d'en garantir les membres sains, l'action de la lumière étant beaucoup plus énergique sur ceux-ci, que sur ceux dont l'irritabilité est en partie détruite par la maladie.

Les hommes habitués à vivre sous l'influence d'une vive lumière, sont actifs, laborieux, robustes, musculeux, hauts en couleur: ceux au contraire, qui ont habité pendant longtems l'obscurité des cachots ou des mines sont lourds, paresseux, mous, d'un teint blafard, et d'un embompoint qui tient de la bouffissure; ce qui prouve que la lumière est nécessaire au développement des forces vitales, si elle n'est pas indispensable à l'existence.

Ses effets sur l'œil doivent être considérés sous deux points de vue différens, selon qu'elle agit sur cet organe comme principe de la vision, ou comme cause matérielle de sensations; c'est de ce dernier mode seulement que j'ai à m'occupper ici. Si la lumière est douce et l'œil sain, elle ne produit qu'une sensation que l'habitude empêche d'apercevoir : si au contraire l'œil est affaibli par un vice quelconque, ou la lumière trop vive, elle occasionne un picottement, et une irritation tellement forte, que l'œil ne pouvant la supporter, se ferme involontairement. La délicatesse de cet organe est telle, que, dans les maladies dont il est affecté, la moindre lumière cause souvent une douleur très-aigue, lors même que les paupières sont fermées.

L'habitude modifie singulièrement la sensibilité de l'œil; et l'impression de la lumière sur lui est d'autant plus forte, qu'elle est plus brusque : les individus habitués à l'obscurité, ayant l'œil *fort tendre*, ont besoin de s'accoutumer graduellement à une lumière plus vive, et l'on a vu des hommes perdre spontanément la vue pour avoir passé sans précaution du fond d'un cachot au grand jour : si la lumière vient frapper brusquement les paupières d'un homme endormi, il se réveille sur-le-champ, à moins d'une disposition toute particulière. Les anciens enlevaient quelquefois la paupière à leurs criminels, et ce supplice barbare donnait lieu à des tourmens affreux.

Les effets de la lumière reçoivent diverses modifications de la part des corps qu'elle éclaire. Personne n'ignore la propriété absorbante des couleurs foncées et des surfaces dépolies, tandis que les couleurs vives et les surfaces polies donnent une nouvelle force aux rayons lumineux. C'est là la théorie de l'emploi des verres colorés en bleu dont il est parlé plus bas.

L'œil étant le point de communication le plus direct entre nos facultés physiques et nos facultés intellectuelles, l'influence de la lumière n'est pas moindre au moral qu'au physique. Il n'est personne qui n'ait éprouvé la tristesse qu'inspirent l'obscurité ou la vue d'un objet déplaisant, et les douces émotions que procurent au contraire une lumière pure, ou la présence d'un objet qui fait plaisir.

Ce que je viens de dire suffira à toute personne un peu intelligente, pour lui indiquer la conduite qu'elle aura à tenir, et elle en déduira sans peine les préceptes suivans :

Si la maladie reconnaît pour cause un principe inflammatoire, ou qu'elle ait son siège principal sur les yeux, ne laissez pénétrer dans la chambre qu'une lumière très-faible, que vous modérerez encore si elle incommode le malade.

Une lumière douce l'égaye et le distrait; plus faible, elle l'invite au repos; mais la trop grande obscurité le plonge dans la tristesse. Placez le malade de manière à ce que la lumière des croisées ne lui donne pas directement dans les yeux, et qu'il n'ait pour perspective ni une muraille recrépie, ni tout autre objet propre à réfléchir les rayons solaires; tâchez au contraire que sa vue porte sur la verdure des campagnes.

Fermez toujours les rideaux du lit, avant d'ouvrir les contrevens et persiennes, ou d'entrer dans la chambre avec un flambeau, afin de ne pas frapper trop brusquement les yeux du malade, sur-tout s'il repose.

N'entretenez pendant la nuit que la quantité de lumière indispensable à votre service ; placez-en le foyer hors de la vue du malade, et évitez d'aller et venir autour de lui avec des flambeaux allumés. Si son état permet que l'appartement soit un peu plus éclairé pendant la soirée, servez-vous de préférence d'une lampe astrale dont la cheminée sera en verre bleu ou vert, ainsi que l'on en trouve dans les magasins de M. Acloque, fayencier à Paris. Cette lumière, plus vive à la fois et plus uniforme que celle des bougies, fatigue infiniment moins la vue.

Enfin ne refusez jamais à votre malade l'espèce de bien-être que lui fera ressentir la présence d'un soleil modérément chaud, à moins qu'un état de fièvre ou un symptôme inflammatoire quelconque ne s'y oppose.

CHAPITRE III.

DES CHOSES QUI S'APPLIQUENT SUR LE CORPS.

Des Vêtemens.

Il convient de considérer les vêtemens des malades sous deux points de vue principaux, leur forme et la nature de leur tissu ; j'en ajouterai un troisième qui leur est commun avec tout ce qui concerne les malades, la propreté.

Quant à la forme, ils doivent être en même tems légers et chauds, larges et sans ligatures ; envelopper le corps parfaitement, sans comprimer aucun de ses mouvemens ni gêner aucune des fonctions naturelles : un ample pantalon à pied, et une large veste à manches pour la chambre, une bonne houpelande pour le dehors, forment le vêtement le plus commode, et le plus convenable à un malade ou à un convalescent.

Proscrivez sévèrement les jarretières, cordons, cols, et tout ce qui peut rallentir la circulation; beaucoup d'attaques d'apoplexie n'ont d'autres causes qu'une cravate ou cordon trop serrés : bannissez sur-tout de la toilette des femmes, de celle des jeunes filles, les lacets, buscs et corsets, leur donnant bien à entendre que la coquetterie déjà funeste à celles qui se portent bien, devient plus dangereuse quand elle se joint à la perte de la santé.

La matière dont les vêtemens sont tissus n'a pas moins d'influence sur la santé que la forme qu'on leur donne : ceux de laine sont chauds et lourds, s'imprègnent fortement de la transpiration et des miasmes putrides; ils ne conviennent par conséquent ni aux malades, ni aux personnes qui les servent, surtout dans les cas de contagion. Le coton est plus léger, présente d'ailleurs à peu près les mêmes inconvéniens, sans garantir aussi bien du froid. La soie, moins susceptible de s'infecter, conviendrait infiniment mieux si elle était assez chaude, qualité qu'on lui donne airément au moyen *du piqué :* ainsi les vêtemens de soie *ouatés* réunissant à la fois la chaleur et la légèreté, paraissent préférables à tous autres. Il en est à peu près de même de la toile de lin ou de chanvre. En général les étoffes d'un tissu lisse et serré contractent difficilement la contagion.

L'application immédiate sur la peau, des vêtemens de flanelle, est malsaine, parce que chez les malades sur-tout, ils sont toujours imbibés d'une transpiration plus ou moins fétide : mais on a reconnu dans ces mêmes vêtemens la propriété de stimuler puissamment le système cutané, c'est-à-dire de *porter à la peau*, et de produire souvent des crises salutaires, soit en activant la transpiration trop lente, soit en favorisant une éruption critique. Ils doivent donc être conservés en faveur des secours qu'en retire journellement la médecine ; mais ils exigent la plus grande propreté.

Le linge de lit ou de corps demande encore plus d'attention que les vêtemens extérieurs : celui de coton, moins lisse que celui de fil, est d'un usage plus agréable. Plus chaud que le premier, il produit sur la peau, en hiver, une sensation moins pénible; il plaît en été par la grande facilité avec laquelle il absorbe la transpiration : malgré tous ces avantages, le chanvre ou le lin doivent être préférés au coton, pour le service des malades, par les motifs établis ci-dessus.

Mais quelle que soit la nature du linge que vous emploirez, qu'il soit toujours très-propre, et sur-tout très-sec, l'humidité étant elle-même une source féconde de maladies dangereuses : choisissez de préférence du linge de lessive, et ne négligez jamais de l'exposer quelques instans à la chaleur du feu ou du soleil avant de vous en servir : changez souvent le malade de draps et de chemise si le médecin ne l'a défendu ; vous le soulagerez ainsi beaucoup : changez soir et matin les vêtemens de flanelle, en ayant soin de les faire sécher aussitôt au grand air, pour pouvoir vous en resservir. Si le malade transpire beaucoup, vous les renouvellerez plus souvent, en observant exactement les précautions indiquées plus loin (à transpiration).

A mesure que vous enleverez de la chambre du malade les linges, à pansemens ou ceux qui seront imprégnés de matières fécales, rincez-les à l'eau froide, et étendez-les à l'air en attendant qu'ils aillent au blanchissage; battez fréquemment les vêtemens, couvertures, rideaux, matelas; exposez-les le plus souvent possible au soleil ou au grand air, et laissez-les, s'il se peut, reposer pendant quelques jours, avant de vous en resservir. Il sera même nécessaire de joindre à ces moyens de propreté, les procédés de désinfection indiqués plus loin, si la maladie porte un caractère de malignité.

Des Frictions.

Les frictions, prônées par les médecins de l'antiquité comme un remède presque universel, ont conservé une réputation justifiée par les bons effets que la médecine moderne retire encore de leur usage; mais elles demandent un peu d'adresse et d'habitude de la part de la personne chargée de les donner.

Les frictions se font en promenant légère

ment et vivement sur la surface du corps, soit la main, soit un morceau de flanelle ou une brosse douce; si elles se font à sec, elles prennent le nom de *frictions sèches*, ou simplement *frictions*; on appelle *onctions*, celles où l'on emploie quelque substance médicamenteuse molle ou liquide : les premières se font encore quelquefois avec une flanelle imprégnée d'une vapeur aromatique sèche, telle que celle du benjoin, de l'encens, du soufre, etc.

On attachait autrefois beaucoup d'importance à la direction dans laquelle devaient se faire les frictions : aujourd'hui, tout en convenant que la chose est à peu près indifférente en elle-même, on convient que le mouvement circulaire est préférable.

Les effets sensibles des frictions sont, abstraction faite de la vertu des substances que l'on peut y employer, de porter à la peau, d'en désobstruer les pores, de lui redonner du ton et de l'élasticité, de stimuler l'action des vaisseaux qui y aboutissent, d'activer la circulation trop lente, et de faciliter la transpiration.

Elles sont utiles pour favoriser une éruption d'où dépend une crise salutaire, ou pour rétablir celle qu'une cause accidentelle aurait répercutée. Leur usage bien entendu, entretient la régularité des fonctions chez les personnes sédentaires ou qui mangent beaucoup, et supplée en quelque sorte au manque d'exercice. Les frictions douces délassent et procurent un sentiment de bien-être général; les frictions rudes ou prolongées trop long-tems irritent fortement les systêmes cutané et nerveux, et produisent quelquefois des inflammations graves : de légères frictions faites sur le bas-ventre soulagent quelquefois beaucoup le malade, en facilitant l'expulsion des matières fécales ou des vents.

L'effet des frictions n'est pas toujours purement local; elles étendent quelquefois leur action aux extrémités les plus éloignées du point où elles sont pratiquées : c'est ainsi qu'un médecin familiarisé avec ce moyen thérapeutique, cherchera à attirer sur les bras ou les cuisses, une humeur qui menace la poitrine; ou prescrira des frictions aux extrémités supérieures pour arrêter une hémorragie de matrice, tandis qu'il fera frictionner les membres inférieurs s'il s'agit de rappeler les règles ou de débarrasser la tête.

Quoique les frictions rentrent dans le domaine des prescriptions médicales, la garde peut cependant prendre sur elle de les employer lorsque le malade sort du bain, qu'elle le change de vêtemens, ou qu'il s'agit de rappeler la chaleur naturelle (Voy. *Transpiration*). Mais dans tous les cas, assurez-vous bien auparavant, d'après le paragraphe précédent, s'il n'existe aucune contr'indication; et si les frictions ont été ordonnées par le médecin, gardez-vous de les faire sur une partie autre que celle qui vous aura été indiquée.

Outre les effets communs à toute espèce de frictions en général, les onctions en reçoivent de particuliers, des substances que l'on y emploie et qui sont, des onguens, des pommades, *des baumes*, des huiles, ou autres substances chargées de quelque principe médicamenteux. Elles ont pour objet, ou d'appliquer le médicament directement sur la surface de la peau pour détruire un vice local ; ou de lui faire parcourir tous les canaux de la circulation, par le moyen du système absorbant des vaisseaux cutanés. Dans le premier cas, la friction sera légère, parce qu'il suffira de retenir le médicament sur la peau en enveloppant la partie d'une flanelle ou d'un linge : dans le second, elle se prolongera jusqu'à ce que la substance employée soit à peu près complètement absorbée, et l'on pourra alors essuyer la partie frictionnée.

Il est essentiel de remarquer que la paume de votre main étant fournie de vaisseaux absorbans, aussi bien que la partie à frictionner, une portion considérable du médicament sera absorbée par vous, au préjudice de votre malade, et non sans danger pour votre propre santé. Vous éviterez ce double inconvénient, en vous couvrant la main d'un morceau de vessie ou d'un gant d'une peau très-serrée ; vous vous mettrez ainsi à l'abri des tremblemens, des salivations immodérées et des maux de dents qui n'attaquent que trop souvent les personnes qui administrent des préparations mercurielles sans prendre cette précaution.

Ne perdez pas de vue que l'action des frictions dépend beaucoup de la manière dont elles sont administrées : cette opération demande de la dextérité, de la vivacité, et une grande légèreté dans la main. Faites de cette manière, elles seront aussi salutaires qu'elles pourraient devenir nuisibles autrement. Le moment le plus favorable à cette opération est celui où la digestion est parfaitement terminée ; cette règle est sur-tout de rigueur, pour les frictions à pratiquer sur les organes digestifs, à moins que le but du médecin ne soit d'exciter leur action trop lente. Du reste vous aurez soin que le malade ne se refroidisse pas, soit en le frictionnant auprès du feu, soit en passant la main par dessous la couverture. L'apparition des règles est le plus souvent un motif de suspendre les frictions, à moins que ce cas n'ait été prévu par le médecin.

Des Fumigations.

On donne ce nom au moyen par lequel on

dirige sur une partie malade un médicament quelconque réduit à l'état de vapeur à l'aide de la chaleur, avec ou sans le secours de l'humidité : comme elles ne diffèrent en rien des bains de vapeurs proprement dits, voyez ce chapitre.

Les fumigations de la face, des yeux, des narines, de la gorge ou du fondement, doivent cependant trouver leur place ici, parce qu'elles sont d'un fréquent usage et n'exigent que peu d'appareils; elles se composent ordinairement de décoctions d'herbes émollientes ou aromatiques, d'un mélange d'eau et de vinaigre, etc.

Les fumigations de la tête s'administrent ainsi : versez la matière de la fumigation dans un vase à large ouverture, au-dessus duquel vous inclinerez le visage du malade, en lui soutenant le front; vous lui recouvrirez alors la tête d'un linge qui retombera tout autour du vase, afin que les vapeurs ne se perdent pas, et vous donnerez de tems en tems de l'air, si le malade se plaint que la respiration lui manque : l'opération achevée, vous lui essuierez la face, et vous le garantirez avec soin du contact de l'air froid, qui serait très-pernicieux. Si les yeux, les narines ou la gorge doivent seuls recevoir la vapeur, vous renverserez sur l'ouverture du vase un entonnoir dont le tube, assez évasé, sera dirigé vers la partie indiquée, il faudra que ce tube soit recourbé s'il s'agit de porter la vapeur dans l'intérieur de la gorge.

Les fumigations de siége se donnent en plaçant le malade sur une chaise percée, contenant soit de l'eau chaude, soit tout autre liquide approprié : comme elles ont le plus souvent pour but ou de favoriser l'écoulement du sang après l'application des sang-sues, ou de rappeler le flux hémorroïdal ou les règles, vous ne perdrez pas le malade de vue un seul instant, dans la crainte qu'il ne tombe en faiblesse ; vous ne vous permettrez cependant d'abréger la durée de l'opération, que dans les cas où les accidens prendraient un caractère alarmant.

Les personnes qui entourent des malades abusent souvent des fumigations, en se permettant de les administrer de leur propre chef: c'est ce qu'une garde ne doit jamais faire ni tolérer, parce que ce moyen, employé sans discernement, peut produire les plus mauvais effets, en appelant les humeurs sur un point d'où il faudrait au contraire les écarter.

Dans tous les cas, les fumigations doivent se donner quand l'estomac est débarrassé du travail de la digestion, et à un degré de température assez fort pour fournir des vapeurs abondantes, mais pas assez pour que la chaleur incommode le malade.

Des Bains.

Pris dans l'état de santé, les bains contribuent puissamment à la conserver, en entretenant la propreté, la souplesse des membres et la fluidité des humeurs. Aussi les bains ont-ils toujours formé une partie essentielle de l'hygiène de tous les peuples : la sagesse des législateurs anciens en a fait un objet de gymnastique, et la religion en a consacré l'usage chez quelques nations. Les sauvages, à qui toutes les commodités de la vie sont inconnues, se plongent fréquemment dans l'eau de la mer ou des fleuves; mais les peuples policés ont des bains publics dont le nombre croît en raison des progrès de la civilisation, et du luxe qui en est la conséquence.

Les bains se divisent en bains froids, bains tièdes et bains chauds; en bains simples ou médicamenteux.

Les effets généraux des bains sont essentiellement subordonnés au degré de chaleur qu'on leur donne. Les bains froids, d'une température inférieure à celle de l'atmosphère, occasionnent un saisissement général accompagné de pression douloureuse au creux de l'estomac, d'une grande difficulté de respirer, de frissons et de tremblemens; bientôt les lèvres et la face pâlissent, la peau se crispe, le volume des membres se resserre, et cet état, long-tems prolongé, devient dangereux si l'eau est trop froide: mais si le bain est *frais*, le corps s'échauffe bientôt, l'équilibre se rétablit, et en sortant de l'eau pour se mettre au lit, on sent une douce chaleur verser dans tous les membres un sentiment de vigueur et de bien-être : à la suite d'un bain très-froid trop long-tems prolongé, cette chaleur dégénère en un véritable accès de fièvre, et peut être suivie d'une attaque d'apoplexie.

Les bains tièdes, d'une température moyenne entre celle de l'atmosphère et du corps humain, produisent une sensation plus agréable que les précédens : leurs effets ont quelqu'analogie avec ceux des frictions. Ils dilatent les pores de la peau et les désobstruent en la dépouillant de cette couche de matière grasse fournie par la transpiration : une portion de l'eau absorbée par les vaisseaux cutanés redonne de la fluidité aux humeurs : bientôt on éprouve une douce langueur qui invite au sommeil, mais qu'il est bon de surmonter ; et si en sortant de ce bain on se couche après s'être fait frictionner avec des linges chauds, on ne tarde pas à s'endormir d'un sommeil qu'accompagne un calme délicieux, et qui fait place à un réveil agréable. Les bains froids resserrent et fortifient ; ceux-ci relâchent, affaiblissent et délassent parfaitement à la suite d'une grande fatigue de corps ou d'esprit.

Les bains très-chauds produisent un bouleversement général : à peine y est-on entré, qu'une chaleur brûlante se répand dans tous les membres et fait refluer le sang vers la tête avec impétuosité ; les vaisseaux se gonflent, les yeux se tuméfient, le visage devient rouge, enflammé, une sueur abondante l'inonde en peu d'instans ; la respiration devient extrêmement pénible, et quelques minutes suffisent souvent pour amener un *coup de sang* et la mort. En sortant de ce bain on conserve pendant long-tems un sentiment de chaleur, qui devient quelquefois un véritable accès de fièvre, et une céphalalgie plus ou moins opiniâtre ; on s'endort ensuite profondément, mais d'un sommeil lourd et agité, qui ne laisse au réveil qu'une lassitude et un accablement universels : du reste, ces bains dilatant les vaisseaux avec beaucoup d'énergie, poussent fortement à la peau et procurent des transpirations très-copieuses ; mais ils affaiblissent considérablement et sont presque abandonnés des médecins modernes.

J'en ai dit assez sur cet objet pour faire sentir à toute garde-malade pénétrée des devoirs de son état, combien il est essentiel qu'elle prenne et exécute ponctuellement les ordres du médecin relativement à la température du bain, puisque quelques degrés de plus ou de moins suffiraient pour faire échouer complètement ses vues, en produisant un effet diamétralement opposé à celui qu'il se proposait.

Sous le rapport de leur composition, les bains médicamenteux peuvent être rangés en deux classes principales. Les uns sont composés de substances végétales ou animales, d'herbes émollientes ou aromatiques en décoction, de gélatine, etc.; les autres, qui forment la seconde, se composent d'eaux minérales tirées des sources naturelles, où de quelqu'un des magnifiques établissemens où les eaux factices se fabriquent en grand avec autant de perfection que d'économie pour les malades. On concentre même sous un très-petit volume la composition d'un bain minéral, en sorte que la garde n'a plus qu'à en faire le mélange dans l'eau d'un bain simple, au moment d'y placer le malade.

La qualité de l'eau n'est point à dédaigner dans la préparation du bain : en général celle qui cuit bien les légumes ou dissout parfaitement le savon, est excellente, et ces caractères se trouvent ordinairement dans les eaux de pluies, de fontaines ou de rivières. Les eaux naturellement dures et froides ne doivent être employées qu'à défaut d'autres.

Divers procédés o été tentés avec plus ou moins de succès pour le chauffage des bains domestiques : la baignoire *à sabot*, long-tems en faveur, a été abandonnée pour *le cylindre* : ce petit appareil, aussi commode qu'économique, se trouve chez tous les chaudronniers de Paris, et n'a pas besoin de description. La manière de s'en servir est fort aisée : après avoir débarrassé le cendrier, on remplit le fourneau aux deux tiers, de charbons allumés ; on laisse débouchés le cylindre du milieu et les tuyaux collatéraux qui servent de cheminées, on place un thermomètre dans la baignoire, et l'on a soin d'agiter souvent l'eau, afin qu'elle s'échauffe également dans toute sa masse : sans cette précaution, on commettrait des erreurs fréquentes : l'eau chaude, plus légère, tend toujours à monter à la surface, et il arrive souvent que la masse de l'eau est encore froide, tandis que la superficie est au degré de température ordonné.

Enfin, après s'être assuré que l'eau est suffisamment chaude, on ferme les trois orifices du cylindre, et on le laisse refroidir dans la baignoire pour qu'il ne se désoude pas. Quatre ou cinq quarts d'heure suffisent ordinairement pour chauffer un bain ; mais ce procédé, quoique préférable à beaucoup d'autres, a l'inconvénient de répandre dans la chambre une odeur de charbon fort malsaine, qu'il est bien difficile de dissiper entièrement, même en tenant les croisées ouvertes.

On jouit depuis quelque tems à Paris d'une invention extrêmement utile pour les malades, je veux parler des bains portatifs à domicile : ce service se fait avec une promptitude et une propreté admirables, sans répandre une seule goutte d'eau dans les appartemens. Grâces à cet ingénieux procédé, le malade peut passer immédiatement de son lit au bain, et remonter du bain dans son lit; il n'a plus à redouter ni les coups d'air, ni la vapeur du charbon, et, tout bien calculé, ce procédé n'est pas plus dispendieux que les autres.

Lorsqu'un bain, soit simple, soit médicamenteux, aura été ordonné, prenez vos précautions pour qu'il soit prêt à l'heure indiquée par le médecin. Quel que soit le moyen de chauffage que vous aurez employé, ne craignez pas de donner un ou deux degrés de température de plus, afin de remplacer celle qui se perdra avant que le malade n'arrive; vous aurez d'ailleurs à côté de vous un vase d'eau bouillante et un d'eau froide : vous vous occuperez en même tems de faire chauffer le linge.

Tout étant disposé, assurez-vous bien s'il n'est survenu aucune circonstance accidentelle de nature à contre-indiquer l'emploi du bain. Ces circonstances seraient une digestion mauvaise ou incomplette, une transpiration abondante, l'apparition subite d'une éruption imprévue, d'une évacuation naturelle ou accidentelle, ou tout autre cas semblable. Votre devoir serait alors de suspendre l'exécution de l'ordonnance, en consignant les motifs sur votre journal, et d'attendre l'arrivée du médecin, que vous ferez avertir aussitôt.

Si au contraire il n'y a aucune contre-indication, transportez le malade dans la pièce où il doit se baigner, avec les précautions nécessaires pour qu'il ne se refroidisse pas dans le trajet : placez-le sans secousse dans la baignoire, assis sur une escabelle ou sur un coussin de crin, les reins et la tête convenablement soutenus : examinez alors si l'eau est à la température prescrite ; retirez le thermomètre et étendez sur la baignoire une couverture que vous ramenerez autour du cou du malade, dont les épaules et les bras doivent plonger dans l'eau.

Cela fait, asseyez-vous auprès de lui, et placez à votre portée une montre, les choses nécessaires pour dissiper une faiblesse ou un évanouissement, et les remèdes ou alimens qui devront être pris dans le bain : cherchez à le garantir du sommeil que provoque ordinairement le bain, soit par votre conversation, soit par une lecture qui puisse l'intéresser. Si malgré tous vos soins le malade éprouve une faiblesse, et qu'elle résiste aux premiers moyens que vous emploierez; hâtez-vous de le retirer de l'eau et couchez-le, bien enveloppé de linges chauds, sur un lit, afin de lui administrer plus commodément les secours nécessaires.

Lorsque le moment d'interrompre le bain sera venu, ayez à votre disposition des linges bien chauds; retirez doucement le malade de l'eau en le dressant d'abord sur ses jambes, et passant ensuite votre bras droit autour de son corps, tandis que du bras gauche vous l'enlèverez par dessous les cuisses, et le placerez sur une chaise recouverte d'un drap, dans lequel vous l'envelopperez pour commencer à l'essuyer, ayant bien soin que ses pieds ne posent pas sur le carreau. S'il est trop faible pour se tenir assis, étendez-le enveloppé de son drap sur un lit de repos, pour achever de le sécher avec des serviettes, et vous le reporterez au lit en le préservant soigneusement du froid. Vous ferez très-bien alors de le frictionner par tout le corps avec des flanelles ou linges chauds, si le médecin ne l'a pas défendu.

Quand la fortune du malade ne lui permet pas de renouveler souvent la dépense des ingrédiens d'un bain médicamenteux, on est assez dans l'usage de faire servir le même deux ou trois fois. Mais cette économie devient impossible si l'eau contient, comme celle de la plupart des bains minéraux, des gaz ou autres principes volatils. Il faut donc à cet égard vous en référer à l'avis du médecin.

Outre les bains entiers, il en est d'autres où l'on ne plonge dans l'eau qu'une partie du corps : tels sont les bains de siége ou de fauteuil ; les pédiluves ou bains des pieds, et les manuluves ou bains des mains. Presque tout ce que j'ai dit des premiers peut s'appliquer à ceux-ci.

Les bains de siége se prennent dans un fauteuil dont le siége est remplacé par un bassin large et profond, dans lequel plonge l'extrémité du tronc, tandis que les jambes et les cuisses restent en dehors, étendues sur une chaise longue. La durée ordinaire de ces bains est d'une demi-heure, et leur température modérée. Le malade doit être bien enveloppé et avoir les reins appuyés sur un coussin.

Tout le monde connaît les bains de pied, dont l'usage est si fréquent; mais ils sont souvent mal administrés. Le but ordinaire que le médecin se propose en les prescrivant étant d'attirer la circulation vers les extrémités inférieures, ils doivent être très-chauds et de courte durée, sans quoi leur effet serait totalement manqué. Lors donc qu'un pédiluve aura été prescrit, après vous être assurée qu'il n'existe aucune contre-indication, vous l'apporterez auprès du lit, tout préparé et d'une température telle que vous puissiez y tenir la main sans vous brûler, et vous y plongerez subitement les jambes du malade, afin qu'il éprouve un saisissement instantané. S'il est trop faible pour prendre ce bain hors de son lit, vous le placerez sur son séant, les jambes pendantes dans le vase que vous aurez placé à hauteur convenable, et vous lui soutiendrez le tronc avec des oreillers placés sur le dossier l'une chaise renversée. Vous insisterez pour qu'il ne retire pas ses jambes de l'eau, malgré l'espèce de malaise qu'il éprouvera d'abord; mais vous ne l'y laisserez que huit à dix minutes, à moins d'ordres contraires. En cas de faiblesse, vous administrerez les secours nécessaires, sans abréger la durée du bain.

Afin de rendre les bains de jambes plus efficaces, on y ajoute ordinairement quatre onces de moutarde en poudre, une forte poignée de sel gris, et une chopine de vinaigre: quoique ces ingrédiens ne soient pas très-coûteux, on peut faire servir le mélange deux ou trois fois, si les bains doivent être souvent répétés et que le malade soit peu fortuné.

Des Bains de vapeurs.

Les bains de vapeurs sont pour les Orientaux et les peuples du Nord, un objet de luxe et une source de voluptés: chez nous ils fournissent, avec les bains ordinaires, un puissant auxiliaire à la médecine. Ils diffèrent des bains proprement dits, en ce que l'eau ou un liquide analogue forme la matière de ceux-ci, tandis que ceux-là sont uniquement composés de vapeurs sèches ou aqueuses, ce qui donne lieu à une première division en bains de vapeurs sèches ou humides : les uns et les autres se subdivisent en entiers ou partiels, en simples ou médicamenteux.

Les bains de vapeurs sèches consistent en une espèce d'étuve dans laquelle le corps est exposé à un degré de température très-élevé : la dénomination de bains d'étuves qu'on leur donne aussi quelquefois, est d'autant plus convenable que la vapeur n'y est jamais employée, à moins que l'on n'appelle ainsi la fumée de certaines substances médicamenteuses que l'on fait brûler autour du malade. Ils prennent alors le nom de fumigations.

Les bains de vapeurs humides diffèrent des précédens, en ce que le malade est environné d'une atmosphère de vapeurs fournies par la vaporisation d'un liquide quelconque placé, soit dans l'étuve, soit dans une pièce voisine, d'où la vapeur est amenée par des tuyaux. Ces bains sont simples si l'on fait évaporer de l'eau ure; ils sont médicamenteux si cette eau est lliée à quelques substances étrangères.

Les bains d'étuves tendent à amener le mouement de la circulation du dedans au dehors, t stimulent fortement le système cutané.)uand la température en est très-élevée, la eau se colore, une cuisson incommode se fait entir aux pupilles des mamelles et sur différens oints du corps, sur-tout si l'épiderme a été atamée : en même tems la peau se crispe, se ilate ensuite; une transpiration abondante 'établit bientôt; les vaisseaux se gonflent, le ouls bat violemment, la respiration devient énible, une soif ardente se fait sentir; le isage s'enflamme, la tête devient lourde, oulourense, les tempes battent fortement : es membres enfin sont frappés d'un état l'engourdissement qu'il ne faut pas pousser rop loin, dans la crainte que l'évanouissement ne s'en suive. Le malade, transporté ans son lit, s'endort, transpire abondamment, et conserve quelquefois pendant pluieurs heures un fort mal de tête et une sorte 'accès de fièvre.

Ces symptômes se manifestent chez la plupart des sujets, à une température moyenne de 60° Réaumur, qui est celle que l'on emploie ordinairement à l'hospice Saint-Louis, et dans les grands établissemens de la capitale. Leur intensité diminue à mesure que la chaleur baisse, et à 40 ou 45° ils sont presqu'inaperçus, quoiqu'un bain d'eau de cette chaleur soit insupportable.

A cette dernière température, *le système absorbant* a beaucoup d'activité, tandis qu'à celle de 60° c'est *le système exhalant* qui prédomine: c'est pourquoi on chauffe l'étuve modérément lorsqu'il s'agit d'introduire dans le corps, par voie d'absorption, un médicament quelconque, et l'on augmente la chaleur si le but principal est d'attirer les humeurs vers la peau, ainsi que cela se pratique dans nombre de maladies cutanées. La durée de l'opération, en pareil cas, doit être tout au plus de 30 à 40 minutes si le sujet est très-fort.

A température plus élevée que les bains d'eau, les bains de vapeurs humides produisent des effets à peu près analogues : dans nos climats ils sont généralement débilitans, parce que l'on se met au lit immédiatement après; ils entretiennent au contraire la vigueur des peuples du nord, qui sortent tout suans de l'étuve pour se plonger dans l'eau glacée.

A une température moyenne de 30° Réaumur (bien supérieure à celle du bain frais), ils font éprouver peu de chaleur; donnent à la peau de la souplesse, de la moiteur et de l'élasticité: le sang circule avec plus de liberté, le pouls est plus rapide, la respiration un peu moins libre, le besoin de dormir se fait sentir; mais une sensation difficile à décrire répand dans tous les membres une nouvelle vie, une vigueur nouvelle; et après quelques instans de repos on ressent tous les bons effets du bain frais ou tiède. Pris de cette manière, les bains de vapeurs sont un bon calmant, un puissant tonique; ils délassent d'une grande fatigue encore plus sûrement que les bains d'eau; ils rétablissent la transpiration arrêtée, et donnent de la fraîcheur et de l'embonpoint aux personnes qui en usent avec discernement.

Ce moyen, employé depuis quelque tems à l'égard des nouveaux-nés que l'on recueille à l'hospice des Enfans-Trouvés de Paris, produit les plus heureux effets, en arrachant à la mort un grand nombre de ces victimes du libertinage ou de l'égoïsme.

Si l'on élève la température à 40 ou 45°, on éprouve des effets analogues à ceux d'un bain beaucoup moins chaud : chaleur très-forte, rubéfaction de la peau, et sur-tout du visage; transpiration copieuse, accélération du pouls, gonflement des vaisseaux de la tête, etc.; les muscles augmentent de volume et perdent de leur ressort, le jeu des poumons devient d'autant plus pénible, que l'on respire un air très-chaud, surchargé d'une vapeur extrêmement épaisse.

Ces bains portent fortement à la peau, favorisent toutes les excrétions (*voyez* ce mot) et amènent des transpirations abondantes, qui, trop prolongées, affaiblissent considérablement. Il ne serait pourtant pas sans danger de les arrêter à la manière des Russes, ou des peuples de l'antiquité qui s'oignaient le corps d'huiles ou de pommades grasses, en sortant de l'étuve.

Afin d'éviter aux malades l'incommodité de respirer souvent sans utilité un air suffoquant, on a imaginé les bains de vapeurs *par encaissement ;* ce procédé, au moyen duquel la tête sort de l'étuve par une ouverture pratiquée exprès, a le double avantage de permettre au malade de respirer librement un air pur, et de garantir, lui et la personne qui le sert, de certaines vapeurs que l'on ne pourrait respirer sans danger.

Il existe aujourd'hui dans la plupart des grandes villes de France, des établissemens publics où l'on administre les bains de vapeurs d'une manière aussi ingénieuse que commode pour le malade ; ce service est fait par des baigneurs de profession, et ce n'est que là que l'on peut trouver réunis tous les moyens qui concourent à assurer le succès de ce remède.

Mais comme le malade n'est pas toujours en état d'aller chercher hors de chez lui ces secours de la médecine, on a imaginé quelques appareils fumigatoires portatifs, au moyen desquels toutes sortes de vapeurs s'administrent à domicile; je citerai entr'autres ceux de M. Rapou, médecin de Lyon, et ceux de M. Lemaire, chirurgien à Paris. Ces appareils ont le double avantage d'être fort commodes et peu dispendieux; ils sont servis par des hommes qui en ont l'habitude.

Si l'état du malade lui permet d'aller prendre le bain dans un établissement public, la garde, après s'être assurée qu'il n'existe aucune contre-indication (Voy. *Bains*), prendra toutes les précautions pour le garantir du froid, et le placera dans une voiture, où elle montera avec lui, après s'être munie de quelques restaurans, et des alimens ou médicamens qu'il devra prendre après le bain. Elle le confiera, en arrivant, aux soins du baigneur, et ne reprendra son service qu'à la fin de l'opération : alors elle fera avaler au malade un bouillon ou ce que le médecin aura prescrit, le ramènera chez lui avec les mêmes précautions, le mettra au lit et le laissera reposer, après lui avoir fait de légères frictions sur tous les membres.

Des Douches.

On donne ce nom à une colonne de liquide d'un diamètre plus ou moins considérable, que l'on fait tomber avec une certaine force sur une partie malade. Les douches sont chaudes ou froides, simples ou médicamenteuses; enfin, elles prennent le nom d'ascendantes, latérales, ou descendantes, suivant que la douche frappe de bas en haut, horizontalement, ou de haut en bas. Je ne parlerai que de ces dernières; les deux autres n'étant pas du ressort de la garde-malade.

Les effets généraux de la douche, abstraction faite de sa température et de la nature du liquide, dépendent essentiellement de la force du jet et du diamètre de la colonne, qui constituent ce qu'on nomme *la force de percussion*; ils sont par conséquent d'autant plus énergiques que l'eau tombe de plus haut et par un plus large orifice.

A mesure que la colonne d'eau frappe la partie soumise à son action, la peau rougit et s'échauffe plus ou moins vivement, selon que la douche est chaude ou froide ; une sensation très-pénible se fait sentir dans le membre frappé, sur-tout s'il était déjà douloureux, et il n'est pas rare de voir le sujet se trouver mal aux premières douches, s'il n'est pas d'un très-fort tempérament : une sueur locale plus ou moins abondante succède d'abord à la percussion, et se répand ensuite sur tous les membres.

Rien n'est plus simple qu'un appareil à douches ; il suffit d'avoir un réservoir placé à une hauteur proportionnée à l'effet que l'on veut produire ; cette hauteur est quelquefois de douze ou quinze pieds, et souvent plus. Une ouverture pratiquée dans le fond, est fermée par un robinet, auquel s'adapte un tuyau élastique de douze à dix-huit lignes de diamètre, et terminé à son extrémité inférieure par un bec de métal. Ce bec, que l'on peut remplacer à volonté par un autre de moindre diamètre, permet de diminuer ou d'augmenter le volume de la colonne, selon l'indication que l'on a à remplir. On y substitue quelquefois une tête d'arrosoir.

La douche est ordinairement précédée ou suivie d'un bain et exige de la garde les mêmes soins, les mêmes précautions (Voy. *Bains.*). Sa durée ordinaire est de dix, vingt ou trente minutes, si le malade peut les supporter. La température des douches chaudes est de 30 à 40° Réaumur.

Je répéterai ce que j'ai dit ici relativement aux bains de vapeurs : les douches doivent être prises de préférence dans les établissemens publics. Le service de la garde, en pareil cas, ne diffère en rien de ce qui est indiqué dans l'article précité ; mais comme l'on est privé de cette ressource hors des grandes villes, et que d'ailleurs le malade n'est pas toujours transportable, il est très-facile de construire à peu de frais un appareil à douches. Il ne faut pour cela que pouvoir placer dans une pièce située au-dessus de celle qui doit servir de salle de bain, une barrique défoncée par son extrémité supérieure, qui fera l'office du réservoir dont j'ai parlé plus haut. Il est inutile de dire que le fond de la barrique et le plancher seront percés d'une ouverture correspondante, dans laquelle passera un corps de robinet armé d'un tuyau.

Lorsque vous aurez à administrer une douche, vous disposerez le malade comme pour le bain. Si la douche doit être froide et dirigée sur la tête, vous le placerez dans un bain tiède, vous recouvrirez la baignoire d'une planche échancrée par le bout correspondant à la tête, et vous ferez jouer la douche en ouvrant le robinet, qui, pour plus de commodité, peut être placé à l'extrémité inférieure du tuyau ; vous veillerez à ce que l'eau tombe bien d'aplomb sur la tête du malade, en maintenant le tuyau dans cette situation avec la main.

S'agit-il d'une douche chaude? Après avoir chauffé l'eau du réservoir au degré prescrit, soit à l'aide du cylindre, soit par tout autre moyen, vous placerez le malade dans la baignoire vide et découverte, et vous dirigerez le tuyau vers le membre qui doit recevoir la douche. Si la percussion est trop douloureuse, vous en amortirez un peu l'effet en plaçant une flanelle ou un morceau de linge sur la partie; vous suspendrez la douche si malgré cela le malade ne peut la supporter. L'opération finie, vous achèverez de remplir la baignoire avec de l'eau chaude, et vous y laisserez le malade trois quarts d'heure ou une heure, à moins d'ordonnance contraire. Du reste, vous vous comporterez en tous points comme si vous donniez un bain ordinaire.

S'il s'agit de doucher une plaie, et que tout autre moyen vous manque, vous pourrez vous servir d'un grand entonnoir suspendu au plafond, ou d'une seringue à lavement, dont vous pousserez le piston le plus fortement possible.

Des Topiques.

On appelle ainsi tout médicament appliqué à l'extérieur, sous quelque forme que ce soit; mais on désigne plus spécialement par ce mot les onctions, les fomentations et embrocations, les cataplasmes, les sachets et les emplâtres. La consistance des topiques varie depuis l'état liquide jusqu'à celui de siccité des poudres.

Si d'une part, certains guérisseurs sans mission se vantent de combattre toute espèce de maladies par ce moyen, il est, d'autre part, beaucoup de gardes ignorantes qui, ne concevant pas la vertu que peut avoir un médicament externe, apportent beaucoup de négligence dans l'emploi des topiques. Cette erreur est d'autant plus pernicieuse, que chaque jour fournit de nouvelles preuves de l'action très-énergique de certaines substances appliquées à l'extérieur.

Les effets des topiques dépendent de la nature des substances dont ils sont composés : ces substances agissent directement sur la peau et par leur simple application, ou bien elles sont pompées par les vaisseaux absorbans et répandues dans la masse des humeurs : tel est le but de la plupart des onctions. Quelquefois enfin les topiques sont destinés à produire sur un point donné, une irritation qui doit retentir dans toute l'économie animale : tel est l'effet des vésicatoires.

J'ai parlé, à l'article *Frictions*, des onctions ou linimens, et de leur application ; je n'ai plus à m'occuper que des autres topiques. Les

FOMENTATIONS sont liquides et s'appliquent au moyen de compresses imbibées : elles prennent le nom d'embrocations lorsqu'elles se font à froid. L'eau saturnisée de Goulard, l'eau-de-vie camphrée, ou des teintures alcooliques, l'eau à la glace même, sont la matière ordinaire des embrocations. Les fomentations se composent de décoctions émollientes, calmantes, toniques, ou de toutes autres analogues, et s'emploient de la manière suivante.

Après avoir fait chauffer le médicament prescrit en fomentation, trempez-y une compresse de flanelle ployée en quatre, exprimez légèrement et l'étendez sur la partie malade, de manière à ce qu'elle ne fasse pas de plis; par-dessus celle-ci vous pourrez en appliquer une seconde, également imbibée ; et afin de conserver plus long-tems la chaleur, vous envelopperez la partie d'une serviette chaude : le tout sera assujetti par un bandage très-peu serré. Vous renouvellerez cette application à mesure que les compresses se sècheront ou perdront leur chaleur, évitant avec un soin égal de brûler le malade, et de laisser refroidir sur son corps ces compresses humides, ce qui lui ferait beaucoup de mal.

On se sert encore, au lieu de compresses, d'une vessie que l'on remplit à moitié de la fomentation, et qui s'applique sur la partie après avoir été bien ficelée. Ce procédé a l'agrément de ne pas mouiller le malade, mais il ne remplit souvent qu'une partie des intentions du médecin, et ne doit être employé que de son aveu.

Les EMBROCATIONS s'appliquent de la même manière que les fomentations, si ce n'est qu'on ne les recouvre pas d'une serviette chaude; elles n'ont d'ailleurs besoin d'être renouvelées que lorsque les compresses commencent à sécher: il n'en est pas de même des embrocations d'eau froide, qui demandent à être changées très-souvent.

Les COLLYRES sont de véritables embrocations qui s'appliquent sur les yeux, à froid ou à chaud. A cet effet, trempez dans la liqueur désignée, une petite compresse de linge bien fin que vous appliquerez sur les paupières fermées; vous recouvrirez celle-ci d'une seconde-

un peu plus large, également imbibée; et vous assujettirez le tout, sans comprimer le globe de l'œil, vous conformant du reste à ce qui a été dit dans les paragraphes précédens.

Quelquefois, avant d'appliquer le collyre il convient d'en introduire deux ou trois gouttes entre les paupières, ou bien de donner à l'œil *un bain*. Cette petite opération est trop simple pour avoir besoin de description.

Il est aussi des collyres secs, composés de sucre candi ou de toute autre substance réduite en poudre impalpable, que l'on insuffle dans l'œil malade. Coupez par ses deux extrémités un canon de plume à écrire; introduisez-y la dose de collyre prescrite, en bouchant un des orifices avec le doigt; portez d'une main ce tube à la hauteur de l'œil malade; et tandis que de l'autre main vous écarterez doucement les paupières, injectez en une seule fois toute la poudre dans l'œil, en soufflant dans le tube. Vous laisserez aussitôt refermer les paupières, et vous appliquerez par-dessus, une compresse sèche ou imbibée d'un collyre approprié à la circonstance.

Les CATAPLASMES ont plus de consistance que les fomentations, avec lesquelles ils ont beaucoup d'analogie, tant par la nature de leurs effets, que par celle des ingrédiens dont on les compose. Mais leur application demande quelques soins particuliers : le premier est de s'assurer que le cataplasme est bien cuit et de bonne consistance : peu cuit, il n'a pas assez de liant, se dessèche promptement, et devient pour le malade un poids inutile et fort incommode : trop épais, il ne conserve pas son humidité assez long-tems ; trop liquide, il devient d'un emploi très-difficile. Il faut qu'il ait la consistance d'une pâte molle plutôt qu'épaisse, et surtout bien liée.

Toutes les fois que vous aurez un cataplasme à appliquer, n'oubliez pas de raser la partie, afin d'éviter au malade le tiraillement douloureux qu'il éprouverait de l'adhérence des poils après les linges. Cela fait, ayez un linge un peu serré, beaucoup plus grand que la place qu'il doit recouvrir ; étendez votre cataplasme sur une moitié de ce linge, de l'épaisseur de quelques lignes, et d'une manière uniforme, ayant soin de laisser un large rebord. Rabattez ensuite la seconde moitié du linge par-dessus celle-ci ; relevez les bords tout autour, afin que rien n'échappe ; assurez-vous du degré de chaleur du cataplasme, et appliquez-le sur la partie malade, où vous l'assujettirez par un bandage peu serré.

Vous renouvellerez ce cataplasme toutes les six heures, ou même plus souvent si le médecin l'ordonne, ou que le malade le désire. vous n'enleverez l'ancien que quand le nouveau sera préparé, et vous net'oierez la partie avec un peu d'eau tiède à chaque pansement. Pour qu'un cataplasme soit d'une chaleur convenable, il faut que vous puissiez le supporter sur le dos de la main sans vous brûler ; mais en général il faut éviter de le réchauffer lorsqu'il est tout préparé parce que la surface se dessécherait.

La provision de cataplasme doit être renouvelée toutes les vingt-quatre heures en été, et plus souvent s'il contient des substances sujettes à s'aigrir. On ne doit pas faire resservir les vieux, ainsi que beaucoup de personnes le pratiquent, parce qu'ils sont dépourvus d'une grande partie de leurs vertus et qu'ils contractent de mauvaises qualités par leur séjour sur la partie malade.

Les SACHETS sont une sorte de cataplasmes secs. Appliqués sur le creux de l'estomac, les sachets de poudres aromatiques jouissaient jadis d'une grande vogue, qui a beaucoup diminué. Le son ou certaines graines grillées, les cendres chaudes ou le sable fin, sont aujourd'hui la matière la plus ordinaire des sachets.

Faites griller ou simplement chauffer dans une poêle celle des substances qui aura été prescrite, en la remuant souvent; versez-la toute chaude dans un petit sac de toile, et l'appliquez sur la partie malade, en vous conformant à ce qui a été dit ci-dessus pour les cataplasmes.

Cette sorte de topique tirant ses principales vertus de la chaleur, qu'elle perd très-promptement, demande à être souvent renouvelée. Du reste, les sachets se remplacent souvent par des serviettes ou des flanelles chaudes.

On donne le nom d'EMPLATRES à une espèce d'onguent dont la consistance approche de celle de la cire, et que l'on étend ordinairement sur de la peau.

Prenez un morceau de peau blanche un peu plus grand que la partie qu'il doit recouvrir : posez dans le milieu un morceau d'emplâtre que vous aplatirez et étendrez avec le pouce, jusqu'à ce que toute la peau en soit recouverte de l'épaisseur d'une ligne environ, sauf un rebord que vous laisserez tout autour. Vous aurez soin de mouiller fréquemment le doigt pendant cette opération, afin qu'il glisse mieux et que l'emplâtre ne s'y attache pas. Vous raserez avec soin la partie où le topique doit être appliqué.

Le même emplâtre peut rester plusieurs jours sur la partie malade sans être renouvelé, à moins de cas particuliers que le médecin a soin d'indiquer. Lorsqu'ils ont pour objet de faire mûrir une tumeur, on les recouvre quelquefois d'un cataplasme, et on les change tous les jours.

Des Gargarismes et Injections.

Les gargarismes et les injections peuvent être classés parmi les topiques ; car bien qu'appliqués à l'intérieur, ils sont aussitôt rejetés au dehors. Les GARGARISMES sont des médicamens liquides, froids ou chauds, destinés à baigner les parois de la gorge ou de la bouche. Leur emploi exige une certaine intelligence, parce qu'ils se composent souvent de substances qu'il serait dangereux d'avaler.

Pour administrer ce médicament d'une manière convenable, faites-en prendre au malade une gorgée, qu'il gardera dans sa bouche ; puis qu'il renverse la tête en arrière, ayant soin de retenir l'inspiration, mais de pousser constamment au dehors l'air contenu dans les poumons, afin que le liquide ne puisse couler au fond de la gorge. Comme le jeu de la respiration se trouve par là suspendu, le malade ne peut continuer long-tems cet exercice ; il faut donc lui laisser reprendre haleine souvent, en lui faisant rejeter ce qu'il a dans la bouche, pour recommencer ensuite.

L'inflammation de la gorge ou la grande faiblesse du malade lui ôtent quelquefois la faculté de se gargariser; d'autres fois aussi, les parties sont couvertes d'aphtes que l'on veut déterger sans toucher les endroits sains. Dans le premier cas, on augmente un peu la consistance du gargarisme, en ajoutant soit du miel, soit du mucilage de guimauve ou de graine de lin; on trempe dans le mélange un pinceau long et mou, formé de brins de charpie, attachés au bout d'un petit bâton, et on le promène légèrement sur les parties malades. Dans le second cas, on se sert d'un pinceau plus petit, afin qu'il ne s'imbibe que de la quantité de liquide nécessaire pour en déposer une goutte sur la partie touchée. Quelques-uns de ces médicamens sont composés de substances vénéneuses très-actives. De ce nombre sont *l'eau phagédénique*, et la composition de *Lanfranc*. Lorsqu'on les emploie, il faut avoir soin de faire saliver le malade à chaque fois, et prendre bien garde qu'il n'en tombe dans la gorge.

On nomme INJECTIONS une petite opération

au moyen de laquelle on introduit un médicament liquide dans l'intérieur d'une des cavités naturelles, ou dans le fond d'une plaie. On se sert pour cela de petites seringues de diverses grandeurs.

Les oreilles, le fondement, les narines, les organes sexuels de l'homme et de la femme sont les cavités dans lesquelles se pratiquent les plus fréquentes injections. L'opération, dans les trois premiers cas, est extrêmement simple, et n'a pas besoin de description. Les injections de femmes sont aussi d'autant plus aisées, qu'il existe des seringues faites exprès : mais celles de la verge sont extrêmement délicates, et je conseille à toute personne qui n'en aura pas l'habitude, de prendre les leçons de l'homme de l'art avant de s'y essayer.

Si vous voulez injecter une plaie fistuleuse, dont l'étroite ouverture ne permet pas d'apercevoir le fond; introduisez doucement le bout de la canule dans l'orifice de l'ulcère, en prenant garde de blesser le malade; poussez vivement le piston en un seul tems; répétez l'opération s'il est nécessaire, et terminez le pansement selon les instructions du médecin (Voy. *Pansemens*).

Mais quel que soit le genre d'injection que vous aurez à faire, ne négligez aucune des précautions suivantes : que la seringue soit très-propre, et le liquide ni trop froid ni trop chaud; garnissez d'un linge en plusieurs doubles la partie du lit où pose le membre que vous devez injecter; oignez légèrement de cérat le bout de votre canule, toutes les fois qu'il devra être introduit; répétez l'injection aussi souvent qu'il vous sera prescrit; ne vous servez jamais de la même seringue pour deux individus, sans avoir bien nettoyé la canule, ce qui vous exposerait à inoculer à l'un le mal de l'autre.

CHAPITRE IV.

DES CHOSES QUI SONT INTRODUITES DANS LE CORPS.

Des Médicamens.

L'EMPLOI des médicamens internes est une des parties les plus délicates du service d'une garde-malade : il exige de l'habitude, de l'intelligence, et une exactitude rigoureuse. Quel embarras n'éprouverait pas une garde peu exercée, au milieu de cette multitude de potions, de tisanes et de médicamens de toute espèce qui couvrent quelquefois la cheminée d'un malade, et dont chacun doit être pris à des heures et d'une manière différentes ; à combien de *qui-proquo* funestes ne serait-elle pas exposée, si, ne sachant pas lire, elle venait à confondre les étiquettes ; ou si elle négligeait de se faire donner par écrit les instructions nécessaires !

Aussitôt que le médecin aura dressé sa formule, faites vous donner en même tems une instruction bien détaillée sur le mode d'administration du remède. Serrez l'une et l'autre soigneusement, tant pour ne pas les égarer, que pour éviter qu'elles ne tombent en des mains indiscrètes; la prescription doit être un secret inviolable entre le médecin et la garde.

Si vous ne pouvez aller vous-même chez le pharmacien, envoyez-y quelqu'un de confiance, et ne négligez pas de vous faire rapporter l'ordonnance, à moins qu'elle ne soit de la nature de celles que les pharmaciens sont obligés de garder pour leur responsabilité. Vous daterez ces ordonnances, si elles ne le sont déjà, pour ne pas les confondre avec les nouvelles, et vous les conserverez pour les retrouver au besoin.

A mesure que les médicamens vous seront remis, rangez-les par ordre sur une table ou dans un placard, hors de la vue et de la portée du malade, afin que leur aspect ne puisse pas frapper son imagination ou lui inspirer une répugnance anticipée; et que d'un autre côté, il ne puisse pas profiter du moment où il sera moins observé, pour faire disparaître ceux qui lui causeront de l'aversion.

Il est des médicamens qui peuvent être pris à toute heure ; il en est d'autres qui doivent être administrés à doses et à intervalles déterminés. Les uns et les autres sont liquides, mous, solides, ou secs : les médicamens liquides comprennent les tisanes, bouillons médicamenteux, apozèmes ; les sucs d'herbes, les juleps, potions, lochs, gouttes, etc. : les opiats électuaires, bols, gelées médicamenteuses, et autres de même consitance, forment les médicamens mous. Les solides sont les pilulles, pastilles et tablettes ; enfin les secs sont les sels et poudres.

Les TISANES forment la boisson ordinaire du malade et se prennent à volonté. Elles se préparent ordinairement par infusion ou décoction ; quelquefois aussi elles se font à froid. Peu chargées en général de principes médicamenteux, elles ne sont considérées le plus souvent, que comme un accessoire destiné plutôt à désaltérer le malade, qu'à jouer un rôle important dans le traitement ; cependant leur emploi demande tous les soins de la garde, parce qu'il n'est rien d'indifférent dans le service d'un malade.

Les tisanes doivent être renouvelées au moins toutes le vingt-quatre heures en été ; ne jamais reposer sur leur marc, et être conservées dans des vases de fayence, de porcelaine ou de verre, couverts et très-propres. Si le malade doit boire chaud, vous tiendrez constamment une petite portion de sa tisane auprès du feu ; mais seulement la quantité nécessaire pour que vous soyez toujours en mesure de le aire boire quand il en aura besoin, afin qu'elle ie se gâte pas.

Lorsque la boisson contiendra des principes romatiques ou volatils, qu'une chaleur trop rolongée ferait disparaître, ou qu'elle sera de a nature de celles qui sont sujettes *à tourner* omme les émulsives, les mucilagineuses, les 'sineuses, etc., vous vous conduirez de la anière suivante : ayez habituellement sur un 'chaud à l'esprit de vin une petite casserolle leine d'eau bouillante, et quand vous voudrez faire chauffer la tisane, vous la verserez dans une phiole à médecine, que vous plongerez un instant dans l'eau de la casserolle, et vous la transvaserez ensuite dans une tasse.

S'il vous est prescrit d'ajouter quelque chose dans la tisane, soit pour l'édulcorer, soit pour en augmenter les vertus, vous ne ferez le mélange qu'au moment de faire boire le malade, vous conformant à ce qui est dit plus bas quand il s'agira d'une poudre.

Le médecin prescrit quelquefois l'addition de quelques gouttes d'éther ou d'alcali volatil; il faut alors que le breuvage soit, sinon tout-à-fait froid, à peine tiède, afin de conserver la vertu de ces substances que la moindre chaleur volatilise.

Dans les grandes maladies, le médecin prescrit assez souvent plusieurs tisanes à la fois; alternez-les autant que possible, afin de prévenir le dégoût du malade : cependant, tâchez d'éloigner les doses de celle qui lu répugne le plus, et ne lui donnez jamais une boisson acide immédiatement après une boisson laiteuse ou émulsive, de crainte que celle-ci ne journe et ne pèse sur l'estomac. Faites-le boire souvent, mais sans le forcer, à moins que le caractère de la maladie ne l'exige, et peu à la fois: quatre onces, ou la valeur d'une tasse à café sont une dose suffisante.

Ne reversez jamais dans le vase qui contient la boisson, celle que le malade n'aurait pas avalée; ne lui donnez jamais à boire sans rincer ensuite les vases et cuillers dont vous vous serez servie : vous éviterez par là qu'ils ne contractent un mauvais goût, qu'ils communiqueraient infailliblement aux boissons; vous vous garantirez d'ailleurs de l'incommodité des mouches.

Enfin, si le malade a des convulsions ou qu'il n'ait pas conservé sa présence d'esprit, gardez-vous de le faire boire dans un gobelet de verre, de crainte qu'il ne le brise entre ses dents; servez-vous de préférence d'une tasse d'argent, ou d'un biberon à bec.

On donne le nom de bouillons à des tisannes dans lesquelles on fait entrer la chair de veau, de poulet, de tortue ou de quelqu'autre animal; et l'on appelle apozème, une tisane beaucoup plus forte que celles qui font la boisson ordinaire des malades. On les donne ordinairement en quatre doses, de trois en trois heures ; du reste, leur emploi n'exige pas d'autres soins que les tisanes, à moins qu'ils ne soient purgatifs (*Voyez* ce mot).

Les sucs d'herbes s'administrent en une seule dose, le matin à jeun ; quelquefois on en donne une seconde le soir, au moment du coucher, assez long-tems après le repas pour que la digestion soit achevée. Il convient d'en suspendre l'emploi si le malade a eu une indigestion, si les règles ou quelqu'évacuation surnaturelle se sont manifestées. Lorsqu'ils sont préparés de la veille au soir, il faut les tenir au frais pendant la nuit, de crainte qu'ils ne se gâtent.

Le petit lait s'emploie en guise de tisanne, ou bien à doses réglées, comme les bouillons; le plus souvent c'est en deux ou trois verres pris le matin à jeun, à demi-heure d'intervalle l'un de l'autre; un peu d'exercice dans la matinée, si les forces le permettent, favorise l'effet de ce remède. Il se corrompt très-aisément et veut être tenu au frais : malgré cette précaution il ne peut pas se conserver plus de vingt-quatre heures.

Le lait d'ânesse, celui de chèvre ou même de vache, se prescrivent souvent comme médicament. La dose ordinaire est d'un grand verre le matin, une heure au moins avant le premier repas : on en donne quelquefois un second verre au moment du coucher. Ce médicament perdant, avec la chaleur naturelle de l'animal, une portion de ses vertus, doit être pris immédiatement après sa sortie du pis. Le lait marchand ne peut être employé tout au plus que comme aliment.

Faites traire l'animal devant vous, afin que l'on ne vous trompe pas sur la qualité du lait; recevez celui-ci dans un vase bien propre, à travers un linge fin, et faites-le prendre tout chaud au malade, après vous être bien assuré qu'il est sans fièvre, qu'il n'a pas mauvaise bouche ou le ventre balloné, ce qui annoncerait une mauvaise digestion.

Il est fort essentiel aussi que le lait soit toujours fourni par la même bête, et de veiller à ce qu'elle soit bien soignée, afin d'avoir toujours un lait de bonne qualité. Ce médicament a quelquefois de la peine à passer pendant les premiers jours; il convient d'en prévenir le médecin. Un peu d'exercice, si les forces le permettent, en accélère la digestion.

Les potions sont un mélange d'eaux distillées et de sirops; leur dose ordinaire est de quatre onces, divisées par cuillerées, à prendre d'heure en heure, ou de deux en deux heures. Elles prennent le nom de lochs lorsqu'il entre des huiles dans leur composition.

Chaque fois que vous voudrez faire prendre au malade une dose de potion ou de loch, vous agiterez bien la phiole, afin de mêler les substances qui se seraient séparées du mélange, et vous en verserez dans une cuiller, que vous porterez immédiatement à la bouche du malade. L'un et l'autre de ces médicamens doit être tenu au frais, à l'abri des mouches et de la poussière. Le loch sur-tout doit être renouvelé tous les jours.

Le julep est une espèce de potion plus simple que les autres, qui se prend ordinairement le soir, en une ou deux fois, plus rarement par ractions dans le courant de la journée : à cela près il demande les mêmes soins. Il est peu de cas accidentels qui prescrivent la suspension de ce remède et des deux précédens ; le médecin d'ailleurs les indiquerait.

Les sirops et vins médicamenteux s'administrent à peu près de même que les potions : ils se prennent par cuillerées, une ou plusieurs fois par jour, purs ou étendus dans de l'eau ou de la tisanne.

Il est une autre sorte de médicamens liquides qui se prennent par gouttes ; comme ils sont pour l'ordinaire volatils et doués d'une vertu très-énergique, ils doivent être parfaitement bouchés, et dosées avec une grande exactitude. Quand vous voudrez vous en servir, bouchez légèrement l'orifice du flacon avec le doigt, ou avec le bouchon s'il s'agit d'un acide concentré, et faites tomber lentement et goutte à goutte le liquide, dans une tasse contenant le véhicule approprié : c'est ordinairement une tisane, de l'eau ou du vin.

Les opiats, électuaires et bols ont une consistance analogue à celle du raisiné, et se prennent par petites doses, à heures fixes. Comme il entre le plus souvent dans leur composition des drogues d'une saveur repoussante, on a coutume de les envelopper dans du pain à chanter.

Divisez la dose prescrite, en fractions assez petites pour être avalées aisément; d'un autre côté, placez dans le fond d'une soucoupe des morceaux de pain à chanter que vous aurez rendus flexibles en les humectant; posez sur chaque morceau une parcelle du médicament, et enveloppez-le exactement, en relevant les bords du pain par-dessus. Cela fait, vous mettrez dans une cuiller à bouche chacun de vos petits paquets, avec un peu d'eau ou de tisanne, et vous les ferez avaler successivement au malade, en portant la cuiller dans l'arrière-bouche. Si la déglutition est difficile, ou que le médicament ne soit pas d'une saveur trop rebutante, vous pourrez le délayer avec un peu d'eau ou de vin, au lieu de l'empaqueter.

Les gelées médicamenteuses, telles que celles de lichen, de mousse de Corse, etc., se prennent par petites cuillerées, aux heures déterminées par le médecin, ou bien à volonté; on les laisse fondre doucement dans la bouche. La chaleur les décomposant très-promptement, il faut les tenir au frais, et ne jamais les employer sans examiner si elles ne sont pas gâtées, ce qui se reconnaît aisément à la vue et à l'odeur.

La manière la plus commode d'administrer les pilulles, c'est de les mettre dans une cuiller avec un peu de tisanne, et de faire avaler le tout au malade, sans donner le tems au médicament de communiquer sa saveur au liquide qui lui sert de véhicule. Il faut porter la cuiller assez avant dans la bouche pour que le malade ne puisse rejeter le remède.

Les pastilles, pâtes et tablettes, quoique d'une consistance tout à fait différente de celle des gelées, se prennent absolument de la même manière, à moins que le médecin ne prescrive de les faire fondre dans un véhicule, ce qui est rare.

Les poudres d'une saveur désagréable peuvent être converties en opiat, au moyen d'un peu de sirop; mais si la dose est trop volumineuse, il n'y a pas d'autre parti à prendre que de la délayer avec un peu de tisanne, d'eau ou de vin, selon l'indication. Si la poudre n'est pas soluble, formez-en d'abord une espèce de pâte en l'humectant légèrement; achevez ensuite de la délayer, en y ajoutant petit à petit le reste du véhicule, de manière à ce qu'il ne se forme pas de grumeaux. Vous pourrez sans inconvénient vous conformer aux désirs du malade, quant à la quantité du véhicule, pourvu qu'il ne laisse pas précipiter la poudre au fond du vase, ce que vous préviendrez en ne préparant le mélange qu'au moment de l'employer. Quelques prises de poudres destinées à favoriser la digestion, se donnent recouvertes d'un peu de potage, au moment du repas.

L'administration des médicamens est encore subordonnée à quelques règles générales, telles que les suivantes : faites prendre quelque chose au malade, d'heure en heure, et même de demi-heure en demi-heure, si la maladie est grave : respectez cependant son sommeil, à moins d'indication contraire (Voy. *Sommeil*), et laissez toujours un intervalle suffisant entre tout remède et un aliment quelconque (Voy. *Aliment*).

Cherchez par tous les moyens possibles à rendre les médicamens moins désagréables. Vous y parviendrez soit en les donnant sous un plus petit volume, quand rien ne s'y opposera; soit en leur donnant le goût, l'odeur, le nom même des choses que le malade aime, ruse que l'on emploie avec succès envers les enfans; soit enfin en fesant rincer la bouche avant et après, avec un peu d'eau mélangée de vinaigre ou d'eau-de-vie. Vous pourrez encore faire avaler un peu de confiture après un amer; ou sucer une tranche d'orange, un zeste de citron, après une chose fade ou nauséabonde.

N'entretenez jamais le malade des médicamens qu'il doit prendre; évitez qu'il ne les voie, qu'il n'en sente l'odeur; ne lui laissez pas connaître les substances qui entrent dans leur composition; et lorsque l'heure de les administrer sera venue, présentez-les au moment où il s'y attendra le moins, sans lui donner le tems de se reconnaître.

Si malgré toutes vos précautions, le malade conçoit une répugnance trop vive pour le remède qu'on lui présente, cherchez à la vaincre par tous les moyens de persuasion qui seront en votre pouvoir. Lorsque vous serez bien convaincue que ceux-ci sont impuissans, vous ferez ensorte de forcer le malade à ouvrir la bouche, en lui glissant avec précaution le manche d'une cuiller entre les machoires, tandis qu'un assistant lui maintiendra la tête en repos.

Mais cet expédient, bon tout au plus envers les sujets qui ne peuvent desserrer les dents, ne doit être employé qu'avec beaucoup de circonspection dans toute autre circonstance, vu les inconvéniens qu'il présente. Le moindre de tous est l'ébranlement des dents ; mais qui peut calculer les suites funestes que cette espèce de violence peut avoir chez une femme nerveuse ou chez un jeune homme d'un tempérament irritable! D'ailleurs, il est rare que l'estomac ne rejette pas un médicament pris à contrecœur; alors les bons effets qu'on en attendait deviennent nuls, mais le désordre que vous avez occasionné persiste.

Il vaut mieux, en pareil cas attendre, et s'en référer à la prudence du médecin. Quelquefois aussi on réussit avec de la patience, en présentant un peu plus tard le même remède sous un autre nom ou un autre aspect. Enfin, avant d'administrer un remède quelconque, informez-vous s'il n'existe aucune des contre-indications détaillées à l'article *Bains*.

Des Purgatifs et Vomitifs.

Ces deux sortes de médicamens étant destinés à produire une forte secousse, exigent dans leur emploi des soins particuliers, qui méritent de faire la matière d'un chapitre séparé. Les purgatifs se donnent sous toutes les formes possibles : le moment que l'on doit choisir est celui où l'estomac est le plus débarrassé du travail de la digestion, par conséquent le matin au réveil du malade : on peut cependant les donner à tout instant du jour, si le malade est à la diette et le cas très-pressé.

Si le purgatif est en potion ou en apozème, vous le donnerez tiède; s'il doit être divisé en plusieurs doses, vous mettrez entre chacune d'elles, l'intervalle prescrit par le médecin, observant de supprimer les dernières si les précédentes ont procuré des évacuations abondantes.

Aussitôt que l'effet du purgatif se manifestera, soit par une forte envie d'aller, soit par des coliques, donnez au malade une première tasse de boisson tiède, que vous répéterez chaque fois que le même symptôme se déclarera. Les boissons les plus convenables dans cette circonstance sont le bouillon aux herbes, l'eau de veau ou de poulet, une infusion légère de thé, de violette ou de tilleul miellée, du petit lait coupé avec une eau d'orge ou de chiendent.

Si au bout de deux heures aucun signe n'indique l'effet du remède, faites promener le malade dans sa chambre; donnez-lui deux ou trois tasses de tisanne, à une demi-heure d'intervalle l'une de l'autre, les accompagnant au besoin d'un lavement de savon.

Si le malade rejette les purgatifs, vous répéterez la dose; vous le ferez coucher sur le dos, et vous lui donnerez immédiatement après quelques gouttes d'éther sur un morceau de sucre. Quelquefois le médicament, au lieu de purger, opère comme vomitif; on se conduit alors comme il est dit plus bas (Voy. *Vomitif*), et on en revient aux boissons ci-dessus lorsque le vomissement cesse pour faire place aux selles. S'il survient des coliques trop vives vous les combattrez efficacement, au moyen de légères frictions sur le bas-ventre, de linges chauds appliqués sur la même région, et de quelques lavemens simples.

Lorsque les envies d'aller auront cessé, vous donnerez d'abord un léger bouillon; une heure après vous permettrez un potage, si le malade n'est pas à la diette absolue, et vous veillerez à ce qu'il mange fort peu pendant le reste de la journée.

Le sommeil est bon dans les premiers momens de la purgation; mais il convient que le malade prenne un peu d'exercice, pendant que le remède opère, pourvu qu'il ne s'expose pas à l'air, et se garantisse sur-tout du froid et de l'humidité pendant toute la journée.

Les vomitifs se donnent à la même heure et avec les mêmes précautions que les purgatifs; mais il est bon de ne pas s'endormir pendant leur effet, afin d'éviter autant que possible qu'ils n'opèrent par bas. Lorsque le malade éprouvera les premières nausées, vous le placerez sur son séant, le dos bien appuyé; vous soutiendrez solidement sa tête avec votre main, et vous favoriserez le vomissement en fesant boire une tasse d'eau tiède chaque fois que les efforts se renouvelléront.

En général on se presse trop de faire boire les malades : sous le prétexte de leur éviter des efforts, on les gorge d'eau tiède, et l'on noie ainsi le vomitif, qui le plus souvent prend une autre direction et trompe l'attente du médecin. Il ne faut donner à boire que lorsque les efforts seront bien prononcés et jamais coup sur coup. Si malgré tous vos soins, ces efforts ne sont suivis d'aucun résultat, vous remplacerez l'eau chaude par quelqu'une des boissons indiquées ci dessus, et vous vous comporterez comme si le malade avait pris une purgation.

Vous favoriserez le vomissement tant qu'il ne donnera lieu à aucun accident; mais s'il prenait un caractère effrayant, vous chercheriez à le combattre, en donnant de tems en tems au malade huit ou dix gouttes d'éther sur un morceau de sucre, et lui faisant boire immédiatement après, une tasse d'infusion légère de camomille ou d'absinthe, en attendant l'arrivée du médecin.

Lorsque le vomitif aura entièrement cessé d'agir, vous permettrez quelques alimens au malade, si le médecin ne les a pas défendus; mais vous serez encore plus réservée sur ce chapitre qu'un jour de purgation.

Quand un malade devra vomir ou se purger, vous le préparerez dès la veille, en lui supprimant une portion de ses alimens, et vous ne lui accorderez aucune nourriture tant que le remède agira, sous quelque prétexte que ce puisse être. S'il a une hernie ou une descente, vous veillerez à ce que son bandage soit en bon état; vous préviendrez même le médecin de cette circonstance s'il l'ignore. Enfin vous n'administrerez le remède qu'après vous être assurée qu'il n'est survenu aucun changement imprévu à l'état du malade.

Des Lavemens.

Les lavemens ou clystères sont une sorte de bain intérieur que la médecine emploie avec le plus grand succès pour prévenir ou combattre une foule d'indispositions, et même de maladies graves. Telle était l'importance que l'on attachait jadis à leur emploi, qu'aux apothicaires seuls appartenait le droit de les administrer : aujourd'hui on a reconnu qu'il suffit d'un peu d'adresse et d'intelligence pour bien remplir ce ministère, et on le confie sans crainte aux personnes qui ont quelque habitude des malades. Une différence essentielle distingue les lavemens des injections, avec lesquelles ils ont d'ailleurs quelqu'analogie ; c'est que l'effet de celles-ci est purement local, tandis que celui des lavemens est beaucoup plus étendu.

Leur objet est le plus souvent de rafraichir les entrailles et entretenir la liberté du ventre ;

ls sont destinés quelquefois à porter à l'intérieur un médicament qui ne peut être introduit par la bouche; enfin on a recours à ce moyen pour substanter le malade, lorsque l'alimentation ne peut avoir lieu par les voies ordinaires. Ces trois indications diverses donnent lieu de diviser les lavemens en simples, médicamenteux, et alimenteux.

Quelle que soit la nature du lavement, deux choses principales sont à observer dans son emploi : la manière de remplir la seringue, et celle d'en faire usage. La seringue se compose de trois pièces qui sont : le corps, le piston et la canule. On ne doit jamais se servir de cet instrument sans l'avoir essayé, afin de s'assurer qu'il ne laisse échapper l'eau par aucune de ses jointures. Le piston sur-tout est sujet à cet inconvénient, auquel on remédie en remplissant la seringue d'eau bouillante, jusqu'à ce qu'elle ne fuie plus.

Quand vous voudrez vous en servir, tirez à vous le piston, pour faire dans le corps de la seringue un vide proportionné au volume de lavement que vous voulez donner; renversez la seringue du haut en bas; remplissez-la par le bout, jusqu'à fleur de l'orifice, vissez alors la canule sur son ajutage, et poussez légèrement le piston, afin d'évacuer le peu d'air qu'elle contient.

La dose ordinaire est d'une pleine seringue pour un adulte; mais on peut n'en donner que la moitié, le quart, ou telle autre quantité, suivant le tempérament et l'âge. Vous obtiendrez ces diverses doses en tirant le piston, au quart, à la moitié etc., de la hauteur de la seringue. Pour les tout petits enfans, on se sert d'instrumens proportionnés à leur âge.

Le lavement doit être plutôt tiède que chaud; si la température est trop ou trop peu élevée, il ne faut pas se contenter de laisser refroidir la seringue ou d'ajouter de l'eau chaude, il faut la remplir de nouveau; c'est le seul moyen d'être bien sûr de la température réelle.

Tout étant disposé, oignez le bout de la canule d'un corps gras quelconque; garnissez le bord du lit, d'une alaise; placez-y le malade, couché sur le côté, de manière à ce que les fesses se présentent bien en dehors; introduisez alors la canule avec précaution, jusqu'à un pouce ou dix-huit lignes de hauteur, ayant soin de la guider avec l'indicateur de la main gauche dans la direction de la colonne vertébrale, et de chercher à éviter les obstacles qui pourraient s'opposer à cette intromission, mais sans forcer, de crainte de blesser l'intestin.

Quand la canule sera ainsi logée, maintenez fortement la seringue avec la main gauche, tandis que de la droite vous pousserez le piston sans interruption et sans secousse. Le malade, couché sur le dos ou sur le côté droit tant qu'il devra retenir le lavement, se tournera sur le côté gauche quand il voudra le rendre. Vous lui éviterez l'incommodité des vents en remplissant parfaitement la seringue et faisant agir le piston d'une manière uniforme.

Les lavemens simples peuvent se prendre à tout instant du jour, pourvu que l'estomac ne soit par trop chargé d'alimens. Les médicamenteux se donnent ordinairement à jeun ; enfin ceux qui sont destinés à alimenter le malade demandent les mêmes précautions que les alimens ordinaires (Voy. *Alimens*). Il convient de les faire précéder d'un lavement simple, que le malade doit rendre, afin de débarrasser les intestins. Le lait, le bouillon gras, pur ou mélangé avec des jaunes d'œufs et du vin, des crêmes de riz ou de pain sont les alimens que l'on administre le plus souvent de cette manière.

Les canules présentant l'inconvénient de blesser quelquefois le malade quand il a des hémorroïdes, on y a remédié en imaginant des canules en gomme élastique, d'un usage d'autant plus commode, qu'étant fort longues et susceptibles de se ployer dans tous les sens, elles permettent d'administrer le lavement sous les couvertures, sans déranger le malade. Mais quelle que soit la canule que l'on emploie, je n'ai pas besoin de dire que la moindre malpropreté pourrait avoir des suites très-graves.

Des Alimens.

Si, de l'emploi bien entendu de médicamens choisis, dépend le rétablissement de la santé, leurs bons effets ont besoin d'être souenus par une grande prudence dans l'usage des alimens destinés à soutenir les forces du patient. Il est une foule de circonstances où le malade peut se passer de toute espèce de médicamens, sans courir d'autre risque que celui de guérir un peu plus tard; mais il n'en est aucune où il puisse se permettre le moindre écart de régime, sans compromettre son existence.

J'ai dit, dans une autre partie, sur quoi doit porter le choix des alimens d'un malade, tant sous le rapport de leur qualité que sous celui de leur quantité; d'ailleurs c'est au médecin à prescrire le régime tant que la maladie dure; la garde doit se renfermer dans la stricte exécution des ordonnances.

Rien n'est plus borné ni plus simple que l'ordinaire d'un malade. Du bouillon, du lait, quelques jaunes d'œufs, de légers potages, quelques cuillerées de gelées de viandes ou de fruits forment toute sa nourriture, jusqu'au moment où il entre en convalescence.

Le bouillon doit être parfaitement dégraissé et renouvelé tous les jours. La dose ordinaire, lorsqu'il compose toute la nourriture du malade, est d'une petite tasse toutes les deux ou trois heures, à moins d'ordre contraire; on y délaie quelquefois un jaune d'œuf pour le rendre plus substantiel, et on le remplace successivement par deux, trois ou quatre potages, répartis dans le courant de la journée: ceux-ci doivent être préparés avec tous les soins requis, renouvelés toutes les douze heures, et chauffés au bain-marie au moment où l'on devra s'en servir.

Si le médecin a prescrit des fruits cuits, des confitures ou de la gelée, informez-vous si son intention est qu'on les donne avec un peu de pain. Choisissez, dans le très-petit nombre d'alimens permis, celui qui plaira le plus, et ne forcez jamais le malade à prendre celui qui lui répugnera.

Tenez la main avec sévérité à ce que votre malade ne prenne pas d'autre nourriture que celle que vous êtes chargée de lui présenter; et si vous ne vous sentez pas le courage de résister à des instances trop touchantes, rappelez-vous que vous répondez à Dieu et à la société d'une vie que la moindre faiblesse de votre part mettrait infailliblement en danger.

Ne laissez cependant pas endurer trop long-tems au malade le besoin de prendre; donnez-lui peu et souvent; c'est le moyen de lui faire supporter la diette avec plus de patience, et d'accoutumer son estomac à reprendre ses fonctions, sans le fatiguer: mais laissez toujours une demi-heure d'intervalle entre un aliment, et un médicament quelconque.

Observez s'il n'existe pas de fièvre, de coliques, de vomissement, de dévoiement imprévus; et, dans l'un ou l'autre cas, suspendez toute espèce d'alimens jusqu'à nouvel ordre. Une transpiration abondante, si elle ne tient pas à la faiblesse que cause le besoin, exige la même conduite. En général, ne donnez un aliment quelconque qu'après vous être assurée que la digestion est bien faite, ce qui se reconnaît à la souplesse et à la moiteur de la peau, à l'absence de toute pesanteur du côté de l'estomac, ou de tout mauvais goût dans la bouche.

Méfiez-vous de certains appétits factices, assez fréquens dans le commencement des convalescènces, et qui sont moins un besoin réel de nourriture, que le résultat de l'espèce d'irritation qu'éprouve l'estomac après une longue abstinence. Gardez-vous de solliciter l'appétit de votre malade par des moyens artificiels; l'excellente qualité des alimens, leur bonne confection, et une propreté recherchée dans les moindres détails de votre service seront des stimulans suffisans : un peu d'eau et de vin, si cette liqueur n'est pas interdite, un peu d'exercice dans la chambre, si les forces le permettent, sont les seuls digestifs que vous puissiez employer.

CHAPITRE V.

DES ACTIONS.

Du Mouvement et du Repos.

Le mouvement doit être considéré chez les malades sous deux rapports différens ; selon qu'il est *obligé*, ou qu'il est *volontaire*. J'appelle obligés, tous les mouvemens auxquels le malade est forcé de se soumettre pour faciliter le service des personnes qui l'entourent : le mouvement volontaire est celui qu'il se donne de son plein gré pour essayer ou entretenir ses forces : celui-ci prend le nom d'exercice.

Autant un exercice modéré est salutaire au malade, quand il peut se lever, autant il a besoin de n'être pas remué inutilement quand il est forcé de garder le lit. C'est bien assez qu'une foule de circonstances impérieuses forcent à le tirer de ce repos si nécessaire à son état, tantôt pour lui faire prendre les médicamens ou alimens prescrits, tantôt pour lui procurer une situation plus commode, faire son lit, etc.

Ne remuez donc votre malade que le moins souvent possible, et que ce soit toujours sans secousses et avec les ménagemens que réclame son état. Quand vous voudrez lui faire prendre quelque chose, soulevez doucement le buste, en passant votre bras droit sous l'oreiller, de manière à ce que la tête et les épaules soient soutenues, et recouchez-le ensuite avec les mêmes précautions. S'il veut se lever, soit pour aller à la garde-robe, soit pour tout autre motif, veillez à ce qu'il ne soit pas saisi du froid, ne lui laissez pas poser les pieds nus sur le carreau, guidez tous ses mouvemens afin d'éviter les accidens : profitez de ce moment pour faire le lit, que vous laisserez découvert jusqu'à ce que le malade se recouche.

Si vous voulez passer sous lui un bassin ou tout autre objet, le nettoyer, etc., placez dans la ruelle du lit, en face de vous, une personne qui soulèvera l'extrémité de la sangle dont j'ai parlé, tandis que de votre côté vous souleverez l'autre extrémité. Il est inutile de dire que ces deux actions doivent se faire avec beaucoup d'ensemble et d'uniformité.

S'agit-il de faire le lit d'un malade qui ne peut se lever et dont l'extrême maigreur le rend très-difficile à manier? Dressez un lit volant tout auprès du sien, passez sous son corps un drap ployé dans sa longueur en deux ou trois doubles, et dont l'extrémité supérieure aboutira sous les aisselles, et l'autre dépassera les talons : deux personnes placées, l'une à la tête et l'autre aux pieds, enlèveront aisément le malade par les coins du drap, tandis qu'une troisième soutiendra la tête. Une forte sangle de coutil, portant sur chaque côté une large gaine, dans laquelle on passerait un fort bâton, remplirait parfaitement l'objet. Mais quelque moyen que vous employiez, ayez soin de soutenir la tête, les reins et les pieds.

Pendant que le malade sera sur le lit de repos, hâtez-vous de faire le sien, dont il sera bon de secouer les draps par la croisée, pour les aërer; bassinez-le suivant la saison, et recouchez le malade avec les mêmes précautions que ci-dessus : choisissez aussi ce moment pour le changer de linge.

Toutes les fois que le malade se sera placé dans une position évidemment incommode, dont il n'aura pas la force de sortir lui-même, donnez-lui en une meilleure, mais sans trop le tourmenter. Chaque fois que vous serez obligée de le remuer pour un motif quelconque, profitez-en pour voir s'il n'a pas quelqu'autre besoin, afin de le laisser ensuite plus long-tems en repos.

Quand vous aurez à remuer un blessé, conformez-vous à ce qui est dit ailleurs (Voy. *Blessés*), évitez de remuer sans nécessité un agonisant, de crainte d'amener une défaillance mortelle.

Aussitôt que l'état du malade le permettra, accoutumez-le peu-à-peu à faire un exercice proportionné à ses forces : vous commencerez d'abord à le placer de tems-en-tems sur son séant; vous lui permettrez ensuite de se lever; vous le ferez promener dans l'appartement en lui donnant le bras, jusqu'à ce qu'enfin vous puissiez agrandir le cercle de ses promenades. Alors il entrera en convalescence (*Voyez* ce mot).

Rien ne retarde plus le rétablissement des forces, que le séjour du lit : ne refusez donc jamais à votre malade la dose d'exercice qu'il peut supporter, à moins que quelque fâcheux symptôme ne se soit déclaré. Profitez de ce moment pour lui donner ses repas et pour aérer son lit; mais prenez garde d'abuser de ses forces naissantes; il en est de l'exercice comme des alimens, *peu à la fois, et souvent.* Il faut lui ménager des intervalles de repos, avant que la lassitude en fasse sentir le besoin.

J'ai déjà dit que le repos le plus absolu est nécessaire dans les grandes maladies; j'ajouterai qu'il ne se borne pas à l'absence du mouvement, mais s'étend à tout ce qui peut troubler la tranquillité du malade; et c'est ici le cas d'étudier son caractère; car tel individu se fatiguera d'une chose qui sera sans effet pour un autre.

Evitez de le harceler de paroles inutiles; éloignez avec soin les babillards, les donneurs de nouvelles et les désœuvrés; ne permettez pas aux femmes en couches, aux personnes qui crachent le sang, ou qui ont la poitrine affectée d'une manière quelconque, de parler sans nécessité; et ne souffrez jamais que votre malade, quel que soit son mal, cause trop haut ni trop long-tems.

Du Sommeil et de la Veille.

Le sage auteur de la nature a placé le sommeil à côté des maux qui affligent l'espèce humaine, pour les rendre plus supportables : ce don précieux du créateur procure au malheureux l'oubli momentané de ses peines; l'homme en santé y puise une nouvelle vigueur : tombe-t-il malade, il trouve encore dans le sommeil le soulagement le plus précieux de ses souffrances. Mais il faut bien distinguer chez celui-ci le véritable sommeil, de cet affaissement sinistre qui n'est que trop souvent l'avant-coureur de la mort.

Observez attentivement votre malade pendant qu'il dort : son sommeil paraît-il lourd, pénible? est-il agité de soubresauts, de mouvemens convulsifs? paraît-il faire des rêves fatigans? ne balancez pas à l'éveiller avec précaution, et cherchez à le tirer de l'état d'assoupissement dans lequel il ne tardera pas à retomber, soit en lui faisant respirer des odeurs pénétrantes; soit en lui chatouillant les narines; en lui frottant les paumes des mains, la plante des pieds, ou les autres parties du corps avec une brosse rude.

Mais si les muscles du visage n'annoncent par leur contraction aucun désordre intérieur. Si le sommeil est doux et paisible, la respiration libre et aisée; si tout enfin à l'extérieur indique le calme dont le malade jouit, vous lui rendriez alors un fort mauvais service en le tirant de cet état. A son réveil il se sentira plus content, mieux à son aise; un semblable sommeil lui aura fait plus de bien que tous les secours de l'art, sur-tout s'il succède à une crise violente, à une longue insomnie.

Ne souffrez aucun bruit dans sa chambre quand il voudra s'endormir; garantissez ses yeux de la lumière (*Voyez* ce mot), soit en fermant ses rideaux, s'il en a l'habitude; soit, ce qui vaudrait beaucoup mieux, en interceptant le jour des croisées : évitez vous-même d'aller et de venir dans la chambre; ne le réveillez sous aucun prétexte, si son sommeil est bon, fût-ce même pour lui faire prendre un médicament. Le sommeil de la nuit est le plus salutaire, et celui qui doit être le plus respecté.

J'ai parlé de son utilité à la suite du bain et dans les premiers instans de la purgation; ce moyen est encore très-propre à réparer les forces diminuées par l'effet d'un bain de vapeur très-chaud, d'une perte de sang abondante (Voy. *Hémorragie*), ou de toute autre évacuation considérable; il favorise le travail de la digestion lorsqu'on ne s'y livre pas immédiatement après le repas.

Mais autant un sommeil modéré hâte le développement des forces chez un malade, autant son excès le retarde : il est impossible d'évaluer à peu près le tems que l'homme privé de la santé doit consacrer au sommeil; cependant s'il vous semble que votre malade dorme outre mesure, prenez l'avis du médecin. A mesure qu'il approchera de la convalescence, cherchez à le déshabituer peu à peu de dormir dans le courant de la journée, afin qu'il emploie mieux sa nuit, et ne permettez jamais qu'il s'endorme tout habillé.

CHAPITRE VI.

DES CHOSES QUI SONT EXPULSÉES DU CORPS, ET DES PERCEPTIONS.

Des Excrétions.

On donne ce nom à certaines matières, fournies et évacuées au dehors par les divers organes de l'économie animale ; telles sont les transpirations, les hémorragies, les matières fécales, et les crachats. Chacune de ces évacuations peut se diviser en naturelle et en accidentelle. L'examen de leurs produits fournissant souvent des inductions précieuses sur le caractère et la marche de la maladie, la garde doit observer avec soin tout ce qui se passe de remarquable pendant leur émission, afin d'en rendre compte au médecin.

Les pores de la peau exhalent sans cesse une humeur, qui entretient la surface du corps dans un état de moiteur plus ou moins abondante ; c'est ce que l'on nomme la *transpiration* insensible ou permanente. Dans l'état naturel elle conserve cette dénomination ; mais elle prend celle de *sueur* lorsqu'une cause accidentelle en augmente la quantité d'une manière immodérée.

La transpiration insensible ou permanente est la plus essentielle comme la plus abondante de toutes les excrétions ; sa suppression donne lieu à une foule d'accidens graves, que l'on prévient en cherchant à la rappeler par les moyens indiqués dans le cours de cet article.

La transpiration accidentelle ou sueur, est produite quelquefois par l'extrême chaleur dans laquelle le malade est plongé, ou par l'abattement excessif de ses forces : dans l'un et l'autre cas, cherchez à la modérer, en diminuant graduellement la quantité de ses couvertures, et en renouvelant avec précaution l'air de la chambre.

Quelquefois aussi, et le plus souvent, elle est l'effet d'une crise salutaire produite par les efforts de la nature ou provoquée par l'art ; gardez-vous alors de l'interrompre, malgré toutes les instances que l'on pourra vous faire; et si malgré vos soins elle se supprime tout-à-coup, hâtez-vous de la rappeler. Vous y parviendrez par les moyens suivans : faites boire au malade une ou deux tasses de tisane un peu chaude; placez sous ses pieds, entre ses jambes et le long de son corps, des bouteilles d'eau bouillante, enveloppées de linges ; enfin ayez recours aux frictions chaudes : mais ne vous pressez pas de le surcharger de couvertures, ni d'augmenter la chaleur de la chambre.

Quelle que soit la cause de la sueur, empêchez le malade de se refroidir en sortant ses membres du lit ou en soulevant ses couvertures; garantissez-le des mouches qui, pendant l'été, font le tourment des malades en transpiration; essuyez-lui le visage avec un mouchoir fin et qui ne serve qu'à cet usage; enfin, lorsque vous vous apercevrez que la sueur commence à se refroidir, changez-le promptement de linge après l'avoir essuyé par tout le corps.

Ne touchez jamais un malade sans vous être séché les mains avec du son ou de la vermoulure de bois; et s'il est atteint d'une maladie contagieuse, évitez sur-tout le contact de sa sueur (Voy. *Maladie contagieuse*); vous vous garantirez par là d'une foule de dangers.

Prévenez le médecin des caractères particuliers que présenterait la transpiration, sous le rapport de l'odeur, de la couleur ou de la quantité; ainsi que des symptômes dont elle serait accompagnée, tels que les frissons, la soif, etc.

Les écoulemens menstruels et hémorroïdaux sont des hémorragies naturelles dont le cours ne peut être troublé sans les plus graves inconvéniens. Aussitôt que l'une ou l'autre de ces évacuations se manifestera, suspendez jusqu'à nouvel ordre tous les remèdes irritans et rafraichissans; les palliatifs seuls peuvent être continués sans dangers : quant aux frictions, bains et fumigations, j'ai déjà dit que l'on devait en suspendre l'usage à cette époque.

Garantissez le malade du froid, qui pourrait arrêter l'écoulement, et de la grande chaleur, qui le ferait dégénérer en hémorragie ou *perte;* ne lui laissez pas toucher l'eau froide, et éloignez de lui tout ce qui serait de nature à lui causer quelque commotion, tant au physique qu'au moral.

Si la saignée, les vésicatoires, ou quelque opération chirurgicale a été prescrite, avertissez le chirurgien de l'état du malade, avant qu'il ne remplisse son ministère. Il en sera de même des sang-sucs, des ventouses et des sinapismes.

S'il survient une perte, conduisez-vous comme il est dit à l'article *hémorragies*, et faites appeler le médecin. Avertissez-le aussi si l'écoulement se supprime tout à coup, s'il est d'une odeur cadavéreuse ou d'une couleur extraordinaire. En cas de suppression subite vous pourriez, à défaut de médecin, employer les pédiluves de moutarde, et des frictions un peu rudes sur les cuisses et les jambes. Je crois inutile de dire que l'on doit laver souvent les parties, tant pour en enlever le sang caillé que pour prévenir leur inflammation.

Les *selles* ou déjections sont naturelles lorsque leur quantité et leur consistance est en rapport avec l'alimentation que reçoit le malade;

mais elles deviennent accidentelles lorsque leur volume se trouve considérablement augmenté par l'effet d'un purgatif ou par suite du mauvais état de l'appareil digestif : dans ce dernier cas il y a *dévoiement* ou *diarrhée*.

Conduisez le malade à la garde-robe aussitôt qu'il le demandera ; s'il fait des efforts inutiles essayez de légères frictions sur le bas-ventre. Si ce moyen est insuffisant, donnez un ou deux demi-lavemens : je suppose que la maladie principale n'exige pas la présence fréquente du médecin, car alors il vaudrait mieux attendre son avis.

Quand les forces du malade ne lui permettront pas d'aller à la chaise percée, vous passerez sous lui un bassin entouré d'un bourrelet de peau ou de linge. Enfin s'il est trop mal pour se soulever, ou qu'il laisse échapper involontairement les matières, renoncez au bassin et contentez-vous de placer sous lui de vieux linges en plusieurs doubles, que vous aurez grand soin de changer à mesure qu'il seront salis.

Le bien du malade exige que vous lui laviez

le fondement avec un peu d'eau tiède à chaque selle, afin d'éviter l'excoriation de la partie; la propreté et le soin de votre propre santé vous en font d'ailleurs un devoir. Les individus épuisés par une longue maladie sont sujets à avoir les environs du fondement enflammés et même ulcérés; examinez souvent ces parties, et quand vous y verrez des taches ou des écorchures, faites sur les unes des embrocations d'eau-de-vie camphrée coupée avec l'infusion de quina, et pansez les autres avec du cérat saturnisé.

Quand le dévoiement se déclare inopinément, retranchez provisoirement les alimens, le lait; suspendez les évacuans, les bains, etc., ainsi que je l'ai dit à chacun de ces articles.

Examinez si l'abondance des urines est en proportion avec celle des boissons: en général elles sont d'autant moins copieuses que les sueurs le sont davantage; mais quelquefois elles se suppriment sans cause apparente. Ne permettez, sous aucun prétexte, que le malade les lâche dans son lit; s'il ne les sent pas couler, tenez-lui constamment l'urinoir entre les uisses; et quand, malgré tous vos soins, il se cra mouillé, lavez-le de suite et changez-le de inge.

Quelques personnes attachent beaucoup d'importance à faire boire le malade avant, plutôt qu'après l'émission des urines ou des matières fécales : la chose est à-peu-près indifférente.

Mais ce à quoi il faut s'attacher spécialement, c'est à remarquer si ces matières sont rendues avec facilité ; à rendre compte au médecin de leurs caractères particuliers, et à les réserver pour les lui montrer, si leur aspect offre quelque chose d'extraordinaire. Souvent aussi il demande lui-même à les examiner. Il faut alors mettre en réserve celles que le malade rend le matin à son réveil : cette attention est sur-tout nécessaire pour les urines, celles de la nuit étant beaucoup mieux ellaborées que celles de la journée, qui conservent encore beaucoup des caractères de la boisson.

Il est encore une infinité de petits soins de propreté qu'il serait puéril de rappeler ; mais que le seul instinct suffit pour suggérer.

Si le malade tousse sans pouvoir expectorer, faites-lui prendre une cuillerée du remède qui aura été prescrit, ou simplement quelques gorgées de tisane tiède et édulcorée. Insistez pour qu'il ne crache que dans son crachoir, et jamais à terre ni sur son lit; recouvrez cependant celui-ci d'une serviette, pour plus de propreté. Si les crachats sont visqueux, filans, et que sa grande faiblesse ne lui permette pas de les pousser au dehors, retirez-les vous-même, à l'aide d'un mouchoir de toile qui ne serve qu'à cet usage.

Observez avec soin, pour en rendre compte au médecin, la couleur, la consistance, l'odeur, la quantité des produits de l'expectoration; mais ne confondez pas les mucosités que le malade retire des fosses nasales, ou vulgairement *du cerveau*, avec celles qui proviennent de la poitrine, vous exposeriez le médecin lui-même à des erreurs. Remarquez aussi si l'expectoration est accompagnée de toux, de sensation douloureuse dans quelque partie du corps, etc., etc.

Des Affections morales.

Ces affections sont tristes ou gaies, agréables ou pénibles; mais, quelle que soit leur nature, ne perdez pas de vue qu'elles exercent sur le physique une influence très-marquée, qui peut avoir les suites les plus funestes, lorsque les organes sont déjà affaiblis par la maladie.

Eloignez de votre malade tout ce qui peut produire sur lui une impression trop vive de joie ou de chagrin, de crainte ou d'espérance; préservez-le de toute espèce de contrariétés. Ecartez les personnes pour lesquelles il éprouve de l'aversion, et ne lui laissez voir qu'avec beaucoup de ménagemens celles qui lui inspirent un sentiment contraire, sur-tout s'il ne les a vues depuis long-tems.

Evitez tout ce qui peut faire naître la crainte dans son âme, soit sur son état, soit sur les choses qui l'intéressent; témoignez-lui au contraire la sécurité la plus parfaite : que votre visage, toujours gai et serein, lui inspire la confiance, quand même l'espérance ne serait plus dans votre cœur : enfin cherchez à relever son courage par tous les moyens qui seront en votre pouvoir.

S'agit-il de lui annoncer quelque nouvelle inatendue, bonne ou mauvaise? Que ce soin soit confié à la personne en qui il aura le plus de confiance. Ces sortes de missions doivent être remplies quelquefois brusquement, d'autres fois avec ménagement et par degrés. Dans le premier cas il convient de laisser un libre cours aux larmes, et de ne hasarder quelques consolations qu'après ce premier instant; la douleur qui se manifeste par les larmes est rarement dangereuse.

Si au contraire le malade reçoit une très-fâcheuse nouvelle d'un œil sec, méfiez-vous de sa douleur; craignez qu'elle ne dégénère en un sombre désespoir, ou ne soit suivie de la perte de la raison. C'est ici le moment d'employer avec prudence, et graduellement, le genre de consolations le plus approprié à son caractère: tantôt vous les puiserez dans la religion, s'il est dévot; tantôt dans l'intérêt de sa santé, s'il craint la mort; vous lui parlerez enfin des personnes qui lui sont le plus chères, s'il est

nsible aux charmes des sentimens affectueux.
Laissez pleurer les femmes nerveuses : leur hagrin, souvent frivole, se dissipera promptement : ne cherchez pas à rectifier les idées des alades qui ont perdu leur bon sens ; veillez eulement à ce qu'ils ne se nuisent pas, et écarez ou feignez d'écarter les objets qui leur déplaisent, soit à tort ou à raison. Evitez de chuhotter en présence des malades ; leur esprit aturellement inquiet, contracte aisément de 'ombrage de l'air mystérieux empreint sur le isage des personnes qui les entourent. Enfin e dites jamais, en présence d'un malade qui paraît ne plus entendre, rien qui soit de nature à l'affecter, et souvenez-vous *que le sens de l'ouïe est celui qui meurt le dernier.*

TROISIÈME PARTIE.

CHAPITRE VII.

DES SOINS PARTICULIERS ET SUBORDONNÉS A CERTAINES CIRCONSTANCES.

Blessés, Amputés, Opérés.

Les malades grièvement blessés, ou qui viennent de subir de grandes opérations chirurgicales, demandent des soins tout particuliers. Leur lit sur-tout doit être fait avec beaucoup d'attention : trop mou, il échaufferait le membre malade, et pourrait d'ailleurs lui faire prendre une mauvaise position; trop dur, il meurtrirait le reste du corps. Il faut que les couvertures soient légères; et si malgré cela leur poids fatigue le malade, vous les soulevez à l'aide d'un cerceau qui embrassera le lit d'un bord à l'autre, ou d'une escabelle de bois placée à cheval par-desssus le membre, sans le toucher.

Lorsqu'une opération chirurgicale aura été décidée, évitez que le malade ne s'en occupe; préparez d'avance, et hors de sa vue, une quantité suffisante de compresses de diverses dimensions; de bandes de plusieurs longueurs; de gâteaux, tentes ou bourdonnets; de la charpie rapée, de la colophane en poudre, de l'amadou, des bandelettes de sparadrap; des épingles, des aiguilles, du fil ciré et non ciré; des serviettes, du vin, de l'eau chaude; en un mot tout ce qui sera nécessaire pour secourir le malade en cas de besoin, et pour laver les mains de l'opérateur et de ses aides.

Le moment arrivé, renvoyez de la chambre toutes les personnes inutiles; sortez vous même, si vous ne vous sentez pas le courage nécessaire; l'opérateur serait en pareil cas, beaucoup mieux assisté par ses aides que par vous : cependant ne vous éloignez pas.

Aussitôt que l'opération sera achevée, hâtez-vous d'enlever de la chambre tout ce qui y aura servi ; donnez au malade les secours que son état exigera ; prenez les ordres du chirurgien pour la conduite que vous aurez à tenir, et tenez prêt pour l'heure des pansemens tout ce qu'il vous aura demandé.

La plus parfaite tranquillité morale et physique est nécessaire pendant les premiers jours d'une opération. Engagez le malade à ne s'agiter ni de corps, ni d'esprit, à ne pas parler sans nécessité ; et éloignez de lui les visites importunes, au moins pendant la première journée. Examinez fréquemment si l'appareil ne se dérange pas ou s'il ne survient pas d'hémorragie ; dans l'un ou l'autre cas, hâtez-vous de faire avertir le chirurgien.

Cependant, si le sang coule avec abondance, posez un peu au-dessus de la plaie, en long et l'une sur l'autre, trois ou quatre compresses longuettes, larges d'un ou deux travers de doigt, que vous serrerez avec une bande : mais afin de graduer convenablement cette compression, faites à l'extrémité de la bande une boucle, dans laquelle vous passerez l'autre bout en manière de nœud coulant que vous serrerez graduellement, jusqu'à ce que le sang paraisse jaillir avec moins de force; arrêtez alors le bandage, et laissez-le en cet état jusqu'à l'arrivée du chirurgien; bien entendu que tout ceci doit se faire sans déranger l'appareil.

Ne remuez jamais un membre fracturé, sans la permission du chirurgien. Quand vous ne pourrez vous dispenser de remuer un blessé, faites-vous assister d'un aide, qui soulevera doucement le membre malade, et lui fera suivre tous les mouvemens que vous donnerez au reste du corps. Les mêmes précautions sont à observer à l'égard des malades affligés de douleurs.

Des Hémorragies.

Dans l'article précédent j'ai parlé des hémorragies à la suite de blessures: celui-ci est consacré aux hémorragies de la matrice, ou *pertes*, et aux saignemens de nez. Les unes et les autres sont *actives* ou *passives*, et exigent, selon le cas, des soins particuliers.

L'hémorragie active se reconnaît au tempérament naturellement sanguin du sujet, au caractère inflammatoire de la maladie principale, à la couleur vive du sang. Les hémorragies actives de matrice s'annoncent ordinairement par la pâleur et le refroidissement des extrémités supérieures, et par un sentiment de chaleur dans les environs du bas-ventre. Le saignement de nez est presque toujours précédé de pesanteurs de tête, d'éblouissemens, de rougeur au visage et du gonflement des veines de cette partie.

L'hémorragie passive, soit de la matrice, soit du nez, se manifeste chez les individus dont le sang est *appauvri* soit par la misère, soit par une longue maladie; elle se distingue de l'hémorragie active, à tous les signes d'une grande faiblesse, et à la couleur pâle ou noirâtre du sang.

Soit que *les pertes* manifestent à la suite de l'accouchement, ou dans toute autre circonstance, il ne faut pas perdre un instant pour faire avertir le médecin, et porter en attendant, les premiers secours, parce qu'elles compromettent promptement la vie des malades.

Mais quelqu'effrayante que soit une perte, prenez garde de vous troubler, car vous pourriez commettre quelque inconséquence funeste. Commencez, avant tout, par rafraichir l'air de la chambre; débarrassez la malade de ses couvertures; faites-lui observer le repos le plus absolu; faites boire en abondance de la limonade, de l'oxicrat, ou toute autre boisson acidulée; mais sur-tout retranchez sur-le-champ les alimens, et suspendez jusqu'à nouvel ordre l'exécution des prescriptions médicales.

Si ces moyens sont insuffisans, plongez les avant-bras dans l'eau froide; appliquez sur le bas-ventre et sur les cuisses des embrocations d'eau froide, coupée avec du vinaigre; enfin, s'il ne vous reste pas d'autre ressource, recourez aux injections froides d'eau et de vinaigre, et *tamponnez* même les parties avec des lambeaux de linge fin trempés dans le même liquide.

L'hémorragie nasale *active* est ordinairement le signal d'une crise salutaire qu'il serait imprudent de troubler : bornez-vous d'abord à rafraîchir l'air et à retrancher les alimens; mais si l'écoulement se prolonge d'une manière inquiétante, vous réussirez à l'arrêter, soit en plongeant à plusieurs reprises les mains dans l'eau froide, soit en faisant sur les tempes, le front, et les ailes du nez, les embrocations ci-dessus prescrites. Le tamponnement des narines est un moyen souvent trompeur, parce que le sang ne pouvant plus s'échapper par cette voie, se fraie un passage à travers les fosses nasales, et coule dans la gorge.

L'évanouissement qui peut survenir pendant une hémorragie *active*, est quelquefois utile, s'il ne dure pas trop. Gardez-vous, en pareil cas, d'employer des cordiaux pour faire revenir le malade.

Les hémorragies passives sont ordinairement moins abondantes que les hémorragies actives; mais elles sont peut-être encore plus dangereuses, parce qu'elles augmentent la faiblesse d'une manière souvent irréparable. Aussi faut-il se hâter de ranimer les forces par des alimens légers et succulens, tels que les gelées de viande, les consommés, ou quelques cuillerées d'excellent vin. Vous aurez ensuite recours aux autres moyens ci-dessus indiqués. L'évanouissement serait ici très-dangereux, et ce serait le cas d'employer les cordiaux les plus efficaces.

Femmes en couches.

Il est extrêmement essentiel de ne placer auprès des femmes en couches que des personnes habituées à ce genre de service; car il est impossible de calculer sans effroi la multitude de femmes qui ont dû la mort ou des infirmités incurables, soit aux manœuvres imprudentes, soit aux soins mal entendus des personnes qui les ont assistées pendant leurs couches.

Ce n'est point assez que les gardes de femmes en couches joignent aux qualités nécessaires à toute garde-malade, beaucoup de prudence, de discrétion, de douceur, de prévenance; il est encore à désirer qu'elles puissent au besoin remplacer l'accoucheur; car il n'est pas rare de voir dans les campagnes, et même dans les villes où les secours sont le plus répandus, des femmes qui accouchent toutes seules. J'ai donc cru devoir diviser en trois parties ce chapitre, qui comprendra ce que l'on doit faire, avant, pendant, et après l'accouchement.

Avant. Plus le terme de la grossesse approche, plus vous devez être assidue auprès de la malade. Si elle est pour la première fois sur le point de devenir mère, vous ferez bien de ne jamais la perdre de vue, afin d'éviter une foule d'accidens qui ne sont que trop fréquens dans une première grossesse.

Veillez plus que jamais à ce qu'elle ne se livre à aucun exercice forcé; qu'elle ne s'abandonne à aucun accès immodéré de joie, de colère ou de chagrin. Si malgré vos soins vous reconnaissez, soit à une perte subite, soit à de violentes douleurs de reins, que la malade est sur le point de se blesser, couchez-la de suite dans un lit plutôt dur que mou; couvrez-la légèrement, rafraîchissez l'air de la chambre; enfin faites-lui observer un repos absolu, et une diète sévère jusqu'à l'arrivée de l'homme de l'art.

Aussitôt que les premières douleurs se feront sentir, faites avertir l'accoucheur, et préparez, en attendant son arrivée, tout ce qui pourra lui être nécessaire ; notamment des linges de toutes espèces, de l'eau chaude, du vinaigre, du vin, quelques biscuits, du fil ciré et non ciré, des épingles, ciseaux, etc., tout ce qui sera nécessaire pour laver et envelopper l'enfant, ou pour secourir la femme en cas d'évanouissement; enfin dressez le lit de travail ou *de misère*.

Ce lit doit être fait de manière à ce que la malade ait le buste et les reins très-élevés, assez solide pour qu'elle puisse *faire valoir ses douleurs*; et asez isolé pour que l'on circule librement autour. Rien ne vous sera plus commode qu'une table de moyenne grandeur, sur laquelle vous aurez renversé une chaise; vous y étendrez ensuite deux matelas, un drap de lit recouvert d'une alaise; un second drap et une couverture légère compléteront ce lit temporaire. A défaut de table convenable, vous vous servirez d'un lit de sangle, et remplacerez la chaise renversée par un matelas ployé en deux.

Que ces préparatifs ne vous empêchent pas de vous occuper de la malade. Ne permettez pas qu'elle provoque les douleurs par des efforts souvent inutiles, et toujours dangereux. Si, après s'être fait sentir un peu vivement, les douleurs semblent se rallentir aux dépens des forces, tâchez de les ranimer par de légères frictions sur le bas-ventre. Engagez la malade à ne pas se décourager de la lenteur du travail, à crier le moins qu'il lui sera possible; enfin s'il existait une descente, vous la comprimeriez fortement avec la main, à chaque nouvelle douleur.

Le café, les liqueurs fortes, et tous les autres cordiaux en qui le peuple a tant de confiance, sont de véritables poisons pour les femmes en travail, hors un petit nombre de cas qu'il appartient à l'homme de l'art d'indiquer. Il en est de même des alimens trop abondans. Si l'accouchement doit être naturel, la nature fournira toujours à la patiente des forces suffisantes; s'il doit être laborieux, les moyens ci-dessus seraient fort dangereux et prépareraient des couches funestes.

Cependant ne laissez pas épuiser les forces par une abstinence trop sévère, mais administrez de tems en tems, dans l'intervalle des douleurs, quelques consommés, de légers potages, ou quelques cuillerées de bon vin coupé.

A mesure que le travail avancera, oignez les parties avec du cérat, de la bonne huile d'olive ou du beurre frais. Deux ou trois demi-lavemens et quelques fumigations d'eau chaude administrés dès les premières douleurs, prépareront l'accouchement favorablement. Vous ferez aussi très-bien de tenir un bain tout prêt si le travail paraît devoir être long et pénible.

PENDANT. Ne négligez pas de faire avertir l'accoucheur chaque fois que le renouvellement des douleurs annoncera l'approche du dénoûment : si malgré vos messages réitérés les eaux percent avant qu'il ne soit arrivé, placez de suite la femme sur le lit de travail, les cuisses bien écartées, les genoux ployés, et la plante des pieds fortement appuyée. Cela fait, oignez de nouveau les parties, ainsi que vos mains, et attendez que l'enfant paraisse.

Vous reconnaîtrez sur-le-champ que l'accouchement doit être naturel, si l'enfant présente le sommet de la tête, les pieds, ou les genoux : la première de ces trois positions est évidemment la meilleure, parce que, dès que la tête est passée, le reste du corps la suit sans difficulté ; tandis que dans l'accouchement des pieds, les bras peuvent être aisément disloqués, si l'on n'y prend garde. Si l'enfant se présente dans une mauvaise position bornez-vous à le repousser doucement, afin de tâcher de le ramener à l'une des trois premières, sans quoi il est très-probable que vous ne parviendriez pas à terminer l'accouchement sans le secours d'un homme de l'art : gardez-vous cependant d'introduire la main dans la matrice, dans la crainte de blesser la mère ou l'enfant.

L'enfant se présentant dans la première position, attendez que la tête soit sortie, et prenez-bien garde que *le cordon* ne s'entortille autour du cou, ce qui occasionnerait bientôt la mort, si vous ne vous hâtiez d'y remédier.

D'après les proportions respectives du corps de l'enfant, et des ouvertures qui doivent lui livrer passage, la tête se présente dans une direction telle, que les oreilles sont tournées du côté des cuisses de la mère ; or, dans cette position, les épaules se trouvant en travers de l'ouverture, ne passeraient pas si l'on ne changeait leur direction. Prenez alors les côtés de la tête entre vos deux mains sans la serrer, et tournez doucement, jusqu'à ce que vous ayez amené les épaules dans le sens de la grande largeur de l'ouverture, c'est-à-dire la face et le derrière de la tête tournés du côté des cuisses de la mère : il ne vous restera alors qu'à tirer doucement le corps à mesure qu'il avancera.

L'enfant présente-t-il les genoux ou les pieds? Aidez à leur sortie jusqu'à ce que le bas du tronc soit engagé au passage : placez alors le corps dans la position favorable à la sortie des épaules, c'est-à-dire le ventre et les reins regardant les cuisses de la mère, et redoublez d'attention lorsque les aiselles approcheront, de peur de forcer les bras s'ils sont restés en arrière.

Les personnes qui, croyant abréger la durée du travail se hâtent d'arracher en quelque sorte l'enfant du ventre de sa mère, leur rendent à tous deux un fort mauvais service, et beaucoup d'enfans en naissent estropiés s'ils ne meurent sur-le-champ. Il est bon d'aider à la sortie de l'enfant ; mais il faut que ce soit sans efforts. On risque aussi de rendre l'accouchement très-difficile, en se pressant de percer la poche des eaux : cependant si les fortes douleurs durent depuis long-tems, si la membrane est bien tendue et fort mince, on peut chercher à la crever en la raclant légèrement avec l'ongle, mais jamais autrement. On ne saurait trop recommander aux personnes qui n'ont pas l'habitude des accouchemens, de ne faire usage des mains que le moins possible.

La première chose à faire après la naissance de l'enfant est de couper le cordon ombilical ; le nouveau-né assis entre les cuisses de sa mère, prenez un fil fort, ciré et plié en plusieurs bouts, avec lequel vous ferez à deux travers de doigts du nombril deux ou trois tours médiocrement serrés afin qu'ils ne coupent pas, mais solidement noués, et coupez le cordon au-dessous de la ligature, d'un coup de ciseaux.

Après cette opération, il s'agit d'achever la délivrance de la mère, par l'extraction du *placenta* ou arrière-faix, opération qui dure ordinairement une ou deux heures, tantôt plus, tantôt moins. C'est ici le cas de répéter les frictions légères et l'application des linges chauds sur le bas-ventre, moyens bien préférables à l'emploi des échauffans. A mesure que le renouvellement des douleurs annoncera le décollement du placenta, vous pourrez en faciliter l'expulsion en tiraillant légèrement la portion du cordon restée pendante. Cette manœuvre ne doit se faire qu'avec beaucoup de réserve, et seulement dans le cas où la lenteur du travail naturel ferait craindre l'abattement des forces.

Après. Donnez à l'accouchée, immédiatement après sa délivrance, un léger bouillon, passez sous ses reins un drap sec et chaud, ployé en quatre, et laissez-la reposer quelques instans avant de la porter dans son lit.

Le lit des femmes en couches ne doit être ni trop mou ni trop chaud; outre une alaise un peu épaisse (arrêtée sur les bords pour qu'elle ne fasse pas de plis), il doit être garni de quelques linges doux et usés, destinés à recevoir les lochies. Il est bon aussi de couvrir la gorge d'un grand mouchoir de toile fine en plusieurs doubles et de ceindre le ventre sans le comprimer, avec une serviette usée, pliée en manière de sangle, que l'on resserrera peu à peu, à mesure que le ventre s'affaissera.

La grande faiblesse des nouvelles accouchées, le danger de troubler l'écoulement des lochies, les hémorragies souvent mortelles qu'elles ont à redouter, et la fièvre de lait qui se déclare dès les premiers jours, exigent les plus grands ménagemens. Garantissez-les avec un soin égal, du froid et de la grande chaleur, du grand jour, des émotions de toute espèce, du bruit; en un mot, de tout ce qui pourrait troubler le moins du monde la tranquillité physique et morale dont elles ont un si grand besoin.

Que la température de leur chambre soit douce; mais si la malade se plaint du froid, augmentez plutôt le feu que le nombre de ses couvertures. Faites chauffer tout ce qui est destiné à leur usage, tant en linges, qu'en boissons ou alimens; ne permettez pas qu'elles touchent l'eau froide, qu'elles s'exposent à l'air ni qu'elles se découvrent la tête, la poitrine ou les bras, avant la fin des lochies et de la fièvre de lait.

Ne vous abstenez pas cependant de les changer de linge toutes les fois qu'il sera nécessaire, et de renouveler fréquemment l'air de leur chambre, rien ne leur étant plus pernicieux, après le froid, que la malpropreté et le mauvais air : il vous suffira de prendre les précautions nécessaires pour les garantir du froid et de l'impression de l'air.

Ne vous pressez pas trop de leur annoncer le sexe de l'enfant, ni de le présenter à leurs embrassemens. Si l'accouchement a eu des suites funestes, dérobez-leur en la connaissance, au moins pendant ving-quatre heures, si vous ne pouvez plus long-tems. Evitez de les entrenir d'accidens qui pourraient leur rappeler les dangers qu'elles-mêmes viennent de courir ou auxquels elles sont encore exposées ; dangers que la crainte seule suffit pour faire renaître.

Cherchez à les distraire sans les étourdir par un caquetage importun; prévenez leurs moindres besoins; allez au devant de tous leurs désirs, pour satisfaire ceux qui sont sans conséquence, et éludez adroitement ceux dont les suites pourraient être funestes. Ne souffrez dans leur chambre ni bruit, ni fumée, ni fleurs, ni odeur quelconque : les plus suaves même ne sont pas sans danger pour les femmes nerveuses.

A peine la nouvelle accouchée a-t-elle passé du lit de travail dans le sien, qu'elle est obsédée de visites. C'est à qui la questionnera sur les circonstances de son accouchement, sur le régime qui lui est imposé : c'est là que l'on discute les talens et les prescriptions de l'accoucheur; que les avis les plus disparates sont donnés par chaque visiteuse : c'est-là enfin que l'on raconte tous les accidens fâcheux survenus par suite de couches.

Le moindre inconvénient de ces réunions est d'altérer l'air de la chambre et de troubler le repos de la malade; celle-ci d'ailleurs peut rarement se défendre de prendre part à la conversation : de là les maux de tête, les inflammations de poitrine, les pertes et autres désordres graves qui ne suivent que trop souvent les accouchemens les plus heureux.

Vous préviendrez donc bien des catastrophes en n'admettant auprès de l'accouchée, pendant les premiers jours, que les personnes qu'il ne vous sera pas permis d'éloigner, et en l'empêchant de parler; il serait même à désirer que les parens seuls fussent admis pendant la première huitaine.

Beaucoup de femmes se blessent pour avoir voulu marcher trop trop : on ne doit pas permettre aux nouvelles accouchées de faire usage de leurs jambes, ne fût-ce que pour passer de leur lit dans un fauteuil, avant que les parties n'aient repris un peu de solidité, ce qui demande plus ou moins de tems, selon la constitution du sujet et les circonstances de l'accouchement. En général une femme bien constituée, qui n'a point épprouvé d'accidens, doit garder le lit environ une semaine, et la chambre quinze jours, pendant la belle saison.

La matrice se dégorge, pendant les premiers momens qui suivent l'accouchement, d'un ang noir et fétide : cet écoulement connu sous e nom de *vidanges* ou *lochies* dure ordinaire-nent environ six à huit jours, et exige toute a vigilance des personnes préposées à la garde e l'accouchée.

Rendez exactement compte à l'accoucheur les circonstances particulières qui accompagne-ont l'écoulement des lochies; ne négligez pas le le faire avertir sur-le-champ si, par suite l'une infraction quelconque à l'une des lois de l'hygiène, elles venaient à se supprimer tout--coup; mettez en réserve les linges à mesure ue vous les changerez, pour qu'il puisse juger ar leur inspection de la nature de l'écoule-ent et de sa quantité : renouvelez ces linges haque fois qu'ils seront salis; étuvez en même ems les parties avec de l'eau ou une décoction 'molliente tièdes, et séchez-les ensuite avec oin. Les lotions spiritueuses, astringentes u aromatiques ne font le plus souvent qu'aug-menter l'inflammation; elles ne peuvent être mployées, sur-tout dans les commencemens, que sur l'ordonnance du médecin.

Les pertes diffèrent de l'écoulement naturel

des lochies par la couleur plus vive du sang, qui coule aussi en plus grande abondance. Cet accident, aussi terrible que fréquent, est dû le plus souvent à une grande faiblesse ; il n'est pas rare alors qu'il survienne au milieu d'un sommeil parfaitement calme en apparence. Ayez donc fréquemment l'œil sur votre malade pendant qu'elle dort ; et si la pâleur subite de son visage vous annonce une perte, conduisez-vous comme dans une hémorragie *passive* (Voy. *Hémorragie*).

J'usqu'à ce que la fièvre de lait se soit déclarée, c'est-à-dire pendant trois ou quatre jours, ne donnez à la malade que des alimens doux et extrêmement légers, dont vous augmenterez peu-à-peu la quantité, à mesure que la fièvre diminuera ; la diette doit être encore plus sévère si la mère n'a pas l'intention de nourrir. Du reste, on ne saurait trop blâmer ces gardes qui pensent pouvoir permettre à leurs malades de se livrer à tous leurs appétits aussitôt qu'elles croient se sentir mieux ; erreur funeste, qui moissonne un grand nombre d'accouchées.

On est tout étonné de voir les couches les plus heureuses avoir souvent des suites terribles, tandis que des accouchemens très-laborieux en sont ordinairement exempts. Cette bizarrerie est facile à expliquer. Dans le premier cas on s'abandonne trop volontiers à une fausse sécurité, qui fait négliger une foule de règles hygièniques, que l'on observe très-minucieusement dans le second. Une garde prudente doit donc se méfier des accidens d'autant plus qu'ils sont moins probables : je le répète, la meilleure manière de prévenir bien des mauvaises suites de couches, c'est d'apporter l'attention la plus minutieuse dans toutes les parties du régime, jusqu'après le parfait rétablissement, et de ne s'en relâcher qu'avec beaucoup de prudence.

Nouveaux-nés.

Dès que l'enfant est détaché de sa mère, enveloppez-le dans des linges souples et chauds, pour le porter auprès d'un feu, proportionné à la saison. Là, examinez s'il n'a pas souffert au passage, s'il ne porte pas quelque difformité ;

lavez-le par tout le corps avec une éponge fine imbibée d'une légère eau de savon tiède, d'un mélange d'eau et de vin, ou de toute autre lotion qui aura été prescrite. Au moyen d'un petit linge fin trempé dans le même liquide, nettoyez les ouvertures naturelles de la matière poisseuse qui les obstrue; posez au-dessus du nombril une petite compresse longuette, par-dessus laquelle vous le rabattrez; couvrez-le d'une seconde compresse carrée, enduite, ainsi que la première, d'un peu de cérat, et assujettissez cet appareil avec quelques tours de bandages très-peu serrés; enfin, garnissez les fontanelles et le derrière des oreilles d'une petite compresse très-fine; saupoudrez celles-ci d'un peu de poudre de vieux bois pour éviter qu'elles ne se collent, et vêtissez l'enfant convenablement.

Les représentations des hommes sages ont enfin triomphé de la routine; et si l'on en excepte un petit nombre d'êtres incapables de réflexion, tout le monde reconnaît aujourd'hui l'abus du maillot. Par-tout les enfans sont couverts d'une brassière qui leur permet de remuer librement leurs petits bras; et d'un lange flottant retenu par une large, bande qui enveloppe le corps sans le comprimer en aucune manière. Les habitans des campagnes, seuls sont encore pour la plupart, fortement engoués du maillot. C'est aux personnes éclairées qui vivent au milieu d'eux à leur faire sentir le ridicule de ce préjugé, source d'une foule de difformités que les enfans contractent en bas âge.

Rappelez-vous donc que le moindre inconvénient des vêtemens trop serrés, est de nuire prodigieusement au développement des organes; que beaucoup de maladies graves, de vices de conformation, n'ont d'autre origine que la compression de la poitrine par les sangles; et que beaucoup de jeunes gens, morts à la fleur de l'âge, auraient joui pendant long-tems d'une brillante santé, si un trop long usage du maillot, n'eût dès l'enfance, empêché leur poitrine d'acquérir les développemens nécessaires.

Voyez le négrillon se roulant toute la journée sur une natte ou sur la terre nue: libre de toute entrave, exposé à toutes les influences de l'atmosphère, il acquiert une santé parfaite, et marche déjà tout seul, lorsque son jeune maître, élevé avec toute la recherche du luxe et de la molesse, peut à peine se soutenir. Les vêtemens de la première enfance doivent être par préférence de toile à demi usée et très-souple : le linge de coton doit en être banni pendant les premières années.

L'estomac des nouveau-nés est rempli d'une matière noirâtre et visqueuse qui ne tarde pas à être expulsée par la bouche et par les selles : on en facilite l'évacuation en couchant l'enfant sur le côté, la tête un peu basse ; en ne lui donnant pendant deux ou trois jours, qu'une légère décoction d'orge miellée et quelques cuillerées à café de sirop de chicorée composé : ces moyens sont bons ; mais le meilleur de tous est de donner le sein après avoir laissé reposer la mère pendant quelques heures. La nature en remplissant les mamelles de l'accouchée, d'un lait séreux, léger, éminemment propre, par sa vertu laxative, à l'expulsion du *méconium*, a indiqué assez clairement l'usage que l'on en doit faire : en privant l'enfant de cette liqueur bienfaisante pendant deux ou trois jours, les seins s'engorgent, la fièvre de lait est plus orageuse ; et l'enfant digère avec difficulté pendant les premiers jours un aliment auquel son estomac n'est pas habitué. Du reste, ces observations, ainsi que toutes celles que renferme ce chapitre, ne s'adressent qu'aux personnes qui se trouveraient par hasard dépourvues d'autre guide, car l'on n'en peut suivre de plus sûr que les avis d'un sage accoucheur.

Si l'on songe que le sort de l'homm dépend souvent des soins qu'il a reçus dès son berceau, on ne sera pas surpris de la multitude de précautions qu'exige la première éducation de ces petits êtres si délicats. Les parens devraient sur-tout être bien persuadés qu'ils se ménagent à eux-mêmes beaucoup d'ennuis, en n'y apportant pas toute l'attention que ce sujet réclame.

Quelques personnes présumant que le corps de l'homme se trempe comme l'acier, plongent les nouveau-nés dans l'eau froide, et les couvrent à peine, quelque tems qu'il fasse ; d'autres, donnant dans un excès contraire, les lavent à l'eau chaude dans le cœur de l'été, et les étouffent de couvertures. La première de ces deux méthodes, fait des hommes endurcis à tout, du petit nombre d'enfans qu'elle ne tue pas; l'autre, moins meurtrière en apparence, ne produit que des êtres faibles, mous et valétudinaires.

Entre ces deux excès, il est un juste milieu. La nature enseigne elle-même que l'enfant a besoin d'une chaleur douce pendant les premiers instans qui suivent la naissance; mais à mesure qu'il acquiert des forces, il convient de lui faire prendre de nouvelles habitudes. Ainsi donc, employez pendant les premières semaines, de l'eau d'abord tiède, puis simplement dégourdie; et enfin, si l'enfant est bien portant, vous pourrez, dès l'âge de trois ou quatre mois, le laver à l'eau tout-à-fait froide et finir, petit à petit, par le plonger soir et matin dans un seau d'eau de fontaine ou de rivière, par préférence à celle de puits. Ce bain n'est pas d'abord du goût de tous les enfans; mais ils ne tardent pas à s'y accoutumer et s'en trouvent très-bien, sur-tout si vous n'aez pas attendu l'époque de la dentition pour eur en donner l'habitude.

Evitez également d'exposer le nouveau-né à l'air, sur-tout si le tems est froid ou humide; couvrez-le suffisamment, particulièrement à la tête; mais diminuez graduellement l'épaisseur de ses vêtemens à mesure que vous l'accoutumerez au grand air et à l'eau froide. Les enfans ainsi élevés franchiront heureusement les époques les plus orageuses du jeune âge; ils deviendront un jour des hommes sains, robustes, propres à la fatigue, aussi-bien constitués au moral qu'au physique.

Rien n'est plus malsain que de laisser les petits enfans dans des couches sales ou mouillées : chaque fois qu'ils se seront salis, il faudra les laver, les sécher avec soin, et frotter leurs membres avec la poudre de vieux bois, pour éviter les coupures auxquelles ils sont si sujets. N'employez que des langes très-secs, lavés avec soin et parfaitement purgés de savon. L'indigence peut seule excuser l'usage de faire sécher sans les laver, les langes qui n'ont été que mouillés par l'urine. C'est une très-bonne habitude que de frotter légèrement la tête des enfans avec une brosse douce, après la chûte des croûtes de lait ou de rache; mais il ne faut rien faire sans l'avis du médecin pour faire disparaître ces éruptions.

L'abus du berçage tend à hébêter les enfans; il est d'ailleurs la source d'une foule de maladies graves, parmi lesquelles on peut compter l'épilepsie. Il suffirait d'un peu de patience pour se convaincre que ce moyen est inutile pour endormir un enfant qui se porte bien; mais si vous croyez ne pas pouvoir vous en passer, servez-vous d'un berceau suspendu : alors le berçage, plus doux, sera sans danger.

Beaucoup de nourrices paraissent ignorer que la plupart des enfans criards ne le sont que par suite d'une mauvaise habitude qu'il dépend d'elles de faire cesser. Aussitôt que l'enfant crie, recherchez avec soin la cause de ses cris : s'ils ne sont pas causés par une piqûre, pas la faim, la souffrance ou la malpropreté, cessez de vous en occuper, il ne tardera pas à se taire; et quand trois ou quatre expériences de ce genre auront eu le même résultat, quelque peu développée que soit sa petite intelligence, il se corrigera bientôt. En se pressant de lui donner à tetter avant de savoir s'il en a réellement besoin, on parvient à appaiser ses cris pour un instant; mais on lui rend un fort mauvais service en chargeant son estomac sans nécessité.

Mais d'un autre côté, on ne saurait appaiser trop tôt les cris d'un enfant quand ils tiennent à une cause réelle; et l'on ne saurait trop déplorer le sort de ces petits malheureux qui, entre les mains de certaines nourrices de campagne, restent une grande partie du jour abandonnés à eux-mêmes, tourmentés par la faim ou dévorés par la malpropreté. Faut-il, d'après cela, s'étonner des maladies affreuses que tant d'enfans contractent en nourrice!

Le nouveau-né prenant peu de nourriture à la fois, a besoin d'y revenir presqu'à chaque instant; mais au bout de deux, trois ou quatre mois, il convient de ne lui donner le sein qu'à des intervalles réglés pendant le jour, et pas du tout pendant la nuit, s'il est possible. Les nourrices qui ne suivent à cet égard d'autre règle que le caprice de leur nourrisson, ne donnent pas à leur lait le tems de se faire, et se fatiguent elles-mêmes sans nécessité. Il faut aussi s'abstenir de donner à tetter en sortant de table ou immédiatement après une forte émotion, de quelque nature qu'elle soit.

Il faut laver fréquemment le mamelon avec un peu d'eau de guimauve tiède, tant pour prévenir son ulcération que par mesure de propreté. Si malgré cela l'enfant refuse de le prendre, frottez-le avec un peu de miel ou d'eau sucrée.

Le regime alimentaire des nourrices doit se composer d'alimens tout à la fois substantiels et d'une digestion facile (Voy. *Alimentation*). Elles doivent éviter avec soin les alimens lourds, échauffans ou trop relâchans, les crudités, le café, les liqueurs fortes; manger peu à la fois, souvent, et sur-tout prendre quelque chose immédiatement après avoir donné à tetter; faire un exercice modéré; enfin éviter avec soin tout ce qui pourrait altérer leur lait ou déranger leur santé. Il ne serait pourtant pas prudent de vouloir changer trop brusquement les habitudes d'une femme de campagne, accoutumée à une nourriture grossière et à une vie laborieuse.

Quand vous serez obligé de prendre une nourrice étrangère, faites en sorte que son lait soit à peu près du même âge que celui de la mère ; car un lait trop âgé ne donnerait jamais une bonne nourriture, quelles que fussent d'ailleurs ses autres qualités : mieux vaudrait en pareil cas recourir au biberon.

Le meilleur lait pour cet usage est celui de vache ou de chèvre, coupé avec une légère décoction d'orge ou de chiendent miellée, dans une proportion qui doit décroître à mesure que l'estomac de l'enfant devient assez fort pour digérer le lait pur. Ce mélange doit être renouvelé deux ou trois fois par jour, et le biberon rincé aussi souvent, ainsi que la petite éponge qui lui sert de bouchon, sans quoi le lait prendrait promptement un goût d'aigre. Enfin il faut plonger pendant quelques instans le biberon dans l'eau bouillante avant de s'en servir, afin de donner à la liquer une température à peu près analogue à celle du lait maternel. Tous ces détails sont extrêmement minutieux, mais aucun ne doit être négligé.

A mesure que l'estomac se fortifie, l'enfant a besoin d'une nourriture plus substantielle que le lait : les semoûle et fécule de pomme de terre, la mie de pain séchée au four et réduite en poudre, les crêmes de salep, de sagou, de riz ou de gruau, sont infiniment préférables aux soupes grasses, et sur-tout aux bouillies de farines (Voy. *Alimentation des malades, Farine.*). Ces divers potages peuvent se préparer au lait ou à l'eau, avec un peu de beurre très-frais. Dans l'un ou l'autre cas, il vaut mieux y ajouter un grain de sel que du sucre. A mesure que l'enfant y prend goût, on lui donne à teter moins souvent, jusqu'à ce qu'il en perde totalement l'habitude.

Il est impossible d'assigner d'une manière positive l'âge où le sevrage doit avoir lieu, la constitution de l'enfant, l'état de la saison, et mille autres circonstances imprévues peuvent en hâter ou en retarder le moment. C'est en général une fort mauvaise habitude que d'attendre trop long-tems : est-il rien en effet de plus sottement ridicule que de voir dans nos campagnes des enfans de vingt ou trente mois courant après leur nourrice en demandant à tetter, et déjà presque assez forts pour lui apporter sa chaise ? Outre qu'un usage aussi absurde épuise sans nécessité le tempérament de la nourrice, il rend les enfans mous, stupides; et qui pis est, il n'est pas rare qu'il jette dans leur jeune imagination des germes qui, plus tard, peuvent avoir des suites funestes (Voy. *Habitudes solitaires.*)

Un enfant robuste, déjà habitué à manger, peut être sevré sans inconvénient à six ou huit mois en été; il vaudrait même mieux lui retirer le tetton un peu plutôt, si un motif quelconque forçait à le changer de nourrice. Il doit tetter davantage s'il est d'une chétive santé; mais il est rarement utile de passer le douzième mois.

A moins d'indications contraires, hâtez l'époque du sevrage plutôt que de vous laisser devancer par la dentition, les chaleurs ou les grands froids, ces trois périodes étant toujours plus ou moins critiques pour les enfans; mais procédez par des gradations presqu'insensibles, afin d'éviter les inconvéniens d'un changement trop brusque de régime. Les enfans bien réglés se sèvrent, pour ainsi dire, d'eux-mêmes; d'autres ont beaucoup de peine, et l'on cherche à les dégoûter par divers moyens. Cette ruse innocente a moins de danger que d'éloigner trop subitement la nourrice.

Le régime des enfans doit être doux, et très-sévère jusqu'après la première dentition : on doit alors les accoutumer à tout, excepté à la viande, qui ne leur convient généralement pas avant l'âge de trois ou quatre ans. Les pâtisseries, les confitures, les boissons fermentées, tous les alimens âcres, indigestes ou échauffans, ne leur conviennent à aucune époque. Les enfans très-faibles ou menacés de rachitisme font exception à cette règle; car rien n'est plus plus efficace pour les tirer de cet état, que de leur donner de tems en tems une goutte de bon vin sucré, et de leur faire sucer le jus de quelques morceaux de bœuf ou de mouton rôtis. Il est à remarquer que les enfans à la mamelle digèrent rarement toute autre espèce de lait, à moins qu'il ne soit en potage. Une légère décoction d'orge, ou de chiendent, ou l'eau vineuse très-faible, doivent être la boisson habituelle des enfans.

Examinez avec soin l'état des déjections; si pendant les premiers mois elles sont entremêlées de gros flocons de lait caillé, à peine recouverts d'une légère couche de matière, c'est un signe évident que le lait de la nourrice est trop avancé; qu'elle est malade; que l'enfant a besoin d'être purgé, ou bien enfin qu'il suit un mauvais régime alimentaire.

Les tranchées, les convulsions et les aigreurs des nouveau-nés proviennent le plus souvent aussi de l'une de ces trois causes, ou des vers. Le meilleur moyen de faire cesser ces accidens est d'en rechercher la source pour y remédier. L'huile d'amandes douces, le sirop de pavot, la thériaque, et toutes les autres drogues dont on farcit l'estomac des enfans, peuvent bien produire quelquefois un peu de calme, mais guérissent rarement, parce qu'ils ne peuvent détruire la cause du mal ; et, hors un petit nombre de cas que l'homme de l'art peut seul déterminer, elles sont beaucoup plus nuisibles que salutaires.

Les accidens causés par les vers cèdent promptement à un mélange de parties égales d'huile d'olive fine, de suc de citron et de sirop de pêcher, dont on donne une cuillerée à bouche deux ou trois fois par jour, selon l'âge et selon la gravité des symptômes. Si l'enfant a besoin d'être évacué, on peut lui donner d'une à trois cuillerées à bouche de sirop de chicorée, en deux ou trois doses.

Quand la dentition est accompagnée de fièvre ou de convulsions, il faut diminuer la quantité des alimens, donner en abondance l'une des boissons indiquées ci-dessus, et entretenir la liberté du ventre par de petits lavemens, répétés de tems en tems. On facilitera d'ailleurs *la pousse* des dents en frottant les gencives avec du miel ou de la gelée de coings, et en faisant sucer à l'enfant une racine de réglisse ou de guimauve, préférable à tous les hochets qui, composés ordinairement de corps durs, blessent les gencives ou les rendent calleuses. Il est à remarquer du reste, que cette crise est moins pénible quand l'enfant est très-jeune, et la saison ni trop chaude ni trop froide.

Le nouveau-né ne fait pour ainsi dire que teter et dormir jusqu'à l'âge de six mois : à cette époque il a besoin de beaucoup d'exercice, et c'est une très-bonne méthode que de le promener en charriot ou de le laisser se rouler sur un tapis, ou sur le gazon, tout le tems qu'il ne dort pas, sans s'inquiéter des petites chûtes qu'il fera en cherchant à faire usage de ses jambes. Les enfans ainsi élevés se développent beaucoup mieux, et éprouvent moins d'accidens que ceux qui sont gouvernés à la lisière : il ne faut cependant pas essayer trop tôt de les faire tenir debout. Quand vous portez un enfant, ayez soin de lui bien soutenir les reins, et qu'il ne se déjette ni d'un côté ni de l'autre. Les personnes qui veulent se hasarder à en porter un de chaque bras, risquent de les estropier tous les deux.

Le coucher le plus convenable pour les enfans, est une paillasse de bâle d'avoine, recouverte d'une peau de mouton tondue. Il faut la changer toutes les fois qu'elle est mouillée, et renouveler la paille très-souvent. Le berceau doit être placé à l'abri de l'humidité, des courans d'air, et du grand jour. Si on le recouvre d'un rideau, que ce soit d'une étoffe très-légère; telle par exemple qu'un mince taffetas vert ou bleu. La prudence et la religion défendent également de coucher les enfans avec soi : outre que cette habitude est fort malsaine pour eux, elle occasionne journellement des accidens déplorables, qui devraient bien enfin corriger les nourrices les plus entêtées.

Des hommes recommandables font de fréquentes tournées dans les campagnes les plus reculées, pour vacciner les enfans du pauvre comme ceux du riche : néanmoins, comme les parens sont souvent bien aises de choisir le sujet dont le vaccin doit servir pour leur enfant, ou le moment qui leur convient le mieux, il me semble que cette petite opération, si simple en elle-même, peut être pratiquée sans inconvénient par toute personne douée d'assez d'intelligence pour tenir une lancette dans ses doigts.

Choisissez sur le bras d'un enfant bien sain un bouton vaccin prêt à percer, bien rond, bien plein, d'un blanc argenté, bien transparent et point flétri : plongez-y horizontalement une lancette fraîchement repassée, très-propre, avec laquelle vous ferez, soit de suite, soit à quelqu'époque que ce soit, deux ou trois piqûres à chacun des bras de votre enfant, en effleurant seulement la peau, sans la faire saigner; et pansez les piqûres avec une petite compresse bien fine. Au bout de trois ou quatre jours il sortira deux ou trois boutons ; ils seront en pleine maturité vers le huitième jour et commenceront à sécher vers le dixième : alors seulement l'enfant éprouvera un peu de fièvre, et quinze jours après l'inoculation du vaccin tout sera terminé.

Le moment le plus favorable pour la vaccination est le troisième mois de la naissance : cette opération n'exige pas d'autre attention particulière que celle de garantir le malade du froid.

Je me suis un peu écarté, dans cet article ainsi que dans le précédent, de la marche que je me suis imposée pour les autres : j'ai cru devoir le faire en faveur des personnes qui ne sont pas toujours à portée de consulter un accoucheur éclairé ; mais je ne saurais trop le répéter, la santé, la vie des femmes en couches et des nouveau-nés, sont soumises à tant de chances, que l'on ne doit à leur égard s'en rapporter à ses propres lumières, que lorsque l'on est dans l'impossibilité de faire autrement.

De la Petite Vérole, et des Maladies éruptives.

Grâces à la propagation de la vaccine, la Petite Vérole n'exerce plus ses ravages que sur un petit nombre de victimes. Cependant ce nombre est encore assez considérable dans les campagnes, pour que je place ici quelques avis qui pour la plupart, seront d'ailleurs applicables à la rougeole et aux autres maladies éruptives ; maladies qui le plus souvent n'ont des suites fâcheuses, que par la mauvaise habitude de faire suer les malades à outrance, sous le prétexte de favoriser l'éruption, soit en les gorgeant de boissons sudorifiques, soit en les étouffant.

Au lieu de suivre cette méthode, couvrez le malade légèrement, renouvelez fréquemment l'air de sa chambre, et ne lui refusez jamais la jouissance de se lever ou de changer de linge. Mais d'un autre côté, garantissez-le des coups d'air, et prenez garde que le froid ne le saisisse ; s'il se plaint de la chaleur, rafraichissez l'air, et diminuez le poids de ses couvertures, sans permettre qu'il les soulève, ou qu'il les rejette de dessus lui. Si vous voulez lui laver quelque partie du corps, que ce soit à l'eau tiède, en ayant soin de le bien essuyer; faites chauffer légèrement son linge et ses boissons, sur-tout s'il transpire; enfin, conformez-vous en tous points à ce qui a été dit à l'article *Transpiration*.

Observez rigoureusement ce qui vous aura été prescrit quant à la nature et à la dose des alimens ou des boissons : si, par suite d'imprudence ou autrement l'éruption disparaît tout-à-coup, ne perdez pas un instant pour faire avertir le médecin, et préparez en l'attendant, un pédiluve de moutarde très-chaud : le vomissement ou le saignement de nez qui peut survenir ne doit pas vous étonner, à moins qu'il ne prenne un caractère fâcheux; dans ce cas seulement vous aurez recours au médecin.

Si, lorsque la petite vérole se déclare, vous êtes privé pendant plusieurs jours des secours d'un médecin, vous ne risquez rien de mettre le malade à la diette; de lui faire prendre quelques bains de pied; d'entretenir la liberté du ventre par de petits lavemens, et de lui faire beaucoup boire d'infusion de tilleul ou de bourrache très-légère, de décoction de chiendent, ou même d'eau panée. Il faut dès-lors qu'il évite de prendre l'air; et éloigner de lui les personnes qui, n'ayant pas eu la petite vérole, ou n'en étant pas préservées par la vaccine, risqueraient de la contracter. Cette précaution est sur-tout nécessaire à l'égard des enfans.

La petite vérole et la rougeole sont quelquefois accompagnées de convulsions chez les petits enfans; quant cet accident se déclare il faut faire avertir de suite un médecin, et se bien garder d'exposer le malade à l'air ; cette imprudence seule pourrait lui couter la vie.

Si le malade salive beaucoup, faites-le gargariser souvent avec du lait tiède, ou de l'eau de guimauve miellée ; lavez-lui de tems à autre les yeux avec de l'eau tiède pour décoller les paupières.

A mesure que les boutons de la petite vérole murissent, c'est-à-dire quand ils commencent à jaunir, et le cercle rouge qui les entoure à s'effacer, il faut les couper avec des ciseaux très-fins, et étuver la plaie avec un petit linge imbibé d'eau de guimauve tiède. Cette petite opération, faite avec précaution, diminue beaucoup la fièvre, et la profondeur des cicatrices.

Enfin, lorsque le malade entre en convalescence, il faut être extrêmement circonspect pour sa nourriture ; et ne pas l'exposer à l'air avant que l'espèce de croûte farineuse qui succède à l'éruption, soit entièrement tombée. Il convient aussi de ne pas trop le laisser communiquer avant cette époque avec les individus qui seraient susceptibles de contracter la maladie.

Maladies contagieuses.

Sans me permettre d'entrer dans les discussions qui partagent la médecine sur le véritable sens des mots *contagion* et *épidémie*, j'appelerai contagieuses toutes les maladies susceptibles de se communiquer d'un individu à l'autre, par le contact, et épidémiques celles qui sont propagées par l'atmosphère.

Des maladies contagieuses, les unes, telles que la gale et la petite vérole, se communiquent par le simple attouchement, ou par le contact des vêtemens d'un malade et des autres objets dont il s'est servi; mais il est constant que la petite vérole n'est plus contagieuse pour les personnes qui l'ont eue une première fois. D'autres, telles que la syphilis et la peste, se transmettent par l'inoculation du pus de l'ulcère contagieux: la dysenterie, le scorbut, la fièvre putride, la fièvre jaune, peuvent se communiquer par inoculation, et paraissent en outre transmettre leurs propriétés contagieuses à l'air que respire le malade et aux objets qui l'approchent de très-près, à ceux surtout qui reçoivent ses excrétions (Voy. *Excrétions*). La peste se trouve dans le même cas : enfin toutes ces maladies se communiquent très-promptement par la transpiration, et sous ce rapport la phtysie doit être considérée comme contagieuse.

Il n'est pas prouvé que la coqueluche, les humeurs froides, la rougeole, les dartres, soient contagieuses; tout porte même à croire que cette dernière maladie ne l'est pas : cependant il est prudent d'en écarter les enfans. Les maladies contagieuses étant toujours accompagnées d'éruptions, quoique toutes les maladies de peau ne soient pas contagieuses, il faut pour la sûreté des personnes qui approchent les malades, les considérer toutes comme telles, jusqu'à ce que le médecin ait prononcé.

Les maladies épidémiques ravageant toute une contrée à la fois, épargnent peu de personnes, bien qu'elles ne communiquent pas ensemble : les maladies contagieuses, quand elles ne règnent pas épidémiquement, n'étendent pas leur action hors de la chambre du malade, et ne frappent que quelques individus, mais se communiquent rapidement à ceux qui les fréquentent.

Les personnes placées auprès d'un malade dont le mal est contagieux ou épidémique, doivent écarter de lui tout ce qui pourrait l'agraver ou l'entretenir, et s'attacher à empêcher la propagation de la maladie. C'est ici sur-tout que le grand air et une excessive propreté sont indispensables.

Lavez fréquemment le corps des malades, à moins que le médecin ne le défende; changez-les souvent de linge, battez et aérez leurs hardes et litteries; tenez tous les objets à leur usage dans une grande propreté; que leur lit ne soit ni trop mou, ni trop chaud : aussitôt qu'ils sont en pleine convalescence, changez-les de chambre, et renouvelez tout ce qui leur a servi pendant la maladie.

La laine et la plume s'imprègnent très-fortement des miasmes contagieux; il serait à désirer que dans les grandes contagions, on couchât les malades sur le crin, la bâle d'avoine ou la feuille de maïs. Cette méthode aurait le double avantage de les échauffer moins et de ne pas entretenir le mal.

La plupart des maladies contagieuses corrompent l'air si promptement, que l'on ne saurait trop le renouveler. Le moyen le plus efficace est de faire bon feu, quelle que soit la saison, et de tenir la fenêtre constamment ouverte, sauf à empêcher que l'air ne frappe directement sur le malade, sans cependant l'enfermer dans des rideaux.

Mais dans les maladies épidémiques, ce moyen quoique très-utile, devient insuffisant, puisque l'air extérieur renferme lui-même le germe de la maladie. Alors il faut, autant que possible, réunir tous les malades d'une même famille dans une seule pièce vaste et bien aérée; laver plusieurs fois par jour le carreau, les murs et boiseries, les glaces et tous les ustensiles de verre ou de porcelaine, avec du vinaigre pur, ou mieux encore avec l'eau seconde des peintres; être fort attentif à enlever sur-le-champ les garde-robes, les linges sales et tout ce qui aura servi aux pansemens; enfin avoir fréquemment recours aux fumigations indiquées plus loin. Quant aux personnes qui sont obligées de vivre au milieu de la contagion, elles doivent observer scrupuleusement toutes les précautions indiquées dans le chapitre *des soins que les gardes se doivent à elles-mêmes.*

Les travaux de nos chimistes modernes ont prouvé que les acides minéraux, réduits en vapeur, peuvent seuls neutraliser complètement les germes d'infection. Le vinaigre pur, celui des quatre voleurs, les fumigations aromatiques tant préconisées, ne servent, comme je l'ai déjà dit plus haut (Voy. *Air*), qu'à corriger la mauvaise odeur: leur emploi, quoique utile sous ce rapport, ne doit pas faire négliger les fumigations minérales.

Après avoir évacué la chambre qu'il s'agit de désinfecter, laissez-y tous les objets qui servent ou ont servi au malade, à l'exception des ustensiles métalliques, qui s'y déterrioreraient fortement: étalez les matelas et oreillers; étendez sur des cordes, le linge, les couvertures et les vêtemens, calfeutrez les croisées, l'ouverture de la cheminée et toutes les issues par où la fumée pourrait sortir.

Cela fait, mettez dans un petit plat de terre, ou de porcelaine, une once de sel de nitre et autant d'acide sulfurique (huile de vitriol); sortez promptement, et fermez la porte avec soin, ou bien mettez le vase sur un réchaud de cendre chaude, et versez sur une once de sel de cuisine, 6 gros (3/4 d'once) d'acide sulfurique. Ces deux recettes sont aussi efficaces que peu embarassantes; on pourrait aussi, à défaut des ingrédiens ci-dessus, jeter une petite poignée de soufre en poudre, sur une large pelle rouge.

Les vapeurs minérales attaquent fortement la poitrine; il faut n'ouvrir la chambre qu'au bout de vingt-quatre ou trente heures, et lui faire prendre l'air jusqu'à ce que toute odeur soit dissipée. Après les grandes contagions, il faut en outre arracher et brûler les papiers de tenture; laver à l'eau seconde les boiseries, et les revernir; blanchir les murailles à la chaux; brûler les paillasses et autres objets de peu de valeur; éparpiller sur le sol, la laine, la plume et le crin; faire nettoyer les couvertures; laver la laine, les rideaux, la toile des matelas et oreillers, et ne faire usage des hardes qu'après les avoir alternativement désinfectées par les procédés ci-dessus, et battues au grand air, à deux ou trois reprises.

Ainsi, l'art de se préserver autant que possible des maladies contagieuses, consiste tout entier à ne pas fréquenter sans nécessité les individus qui en sont frappés; à ne les toucher qu'avec précaution, se garantissant sur-tout et avec soin, de leur sueur, de leur haleine, du pus de leurs ulcères; à ne boire ni manger dans les vases qui leur ont servi; à rester auprès d'eux le moins possible, rechercher l'air pur; à vivre d'alimens toniques et faciles à digérer; à porter les vêtemens les moins susceptibles de s'infecter (Voy. *Vêtemens*); à s'entourer des désinfectans reconnus les plus énergiques; enfin à observer tout ce qui est prescrit aux garde-malades, pour leur santé.

Je crois devoir, en terminant ce chapitre, avertir les personnes qui achètent des vêtemens d'occasion, qu'elles s'exposent à des maladies affreuses, qu'il leur serait facile d'éviter: il leur suffirait pour cela de fumiger ces hardes avant de s'en servir, ou tout au moins de les exposer à la vapeur du soufre, de les battre plusieurs fois, et de les laisser quelques jours étendues à l'air.

Habitudes solitaires.

Loin de regarder ce sujet comme étranger au but que je me suis proposé dans le cours de cet ouvrage, je croirais ne l'avoir atteint qu'imparfaitement si, dans un *Manuel des Mères de famille*, je ne consacrais quelques pages à ce vice affreux, d'autant plus terrible dans ses effets, qu'attaquant spécialement la plus tendre jeunesse, il la frappe avant l'âge viril, de toutes les infirmités d'une précoce vieillesse.

Une garde-malade peut à chaque instant être appelée auprès d'un enfant ou d'une jeune personne de l'un ou de l'autre sexe entichée de cette funeste habitude : si elle n'a pas la sagacité d'en découvrir sur-le-champ l'existence, elle verra son jeune malade périr de langueur, malgré les ressources qu'offrait encore la nature et malgré les secours de l'art les mieux entendus, tandis qu'une surveillance plus active eût suffi pour le sauver. Ce fléau est d'ailleurs si commun, que l'on ne saurait trop le signaler à la vigilance des parens et à celle des instituteurs.

Le célèbre Tissot, et plusieurs auteurs non moins recommandables, ont tracé un tableau aussi hideux que vrai, des habitudes solitaires et de leurs déplorables suites. Dès l'origine, on voit l'enfant le mieux constitué, celui dont la santé offrait les plus brillantes espérances, changer tout-à-coup; cet éclat de fraîcheur, ce coloris de santé s'efface comme celui d'une fleur dont un ver a piqué la racine. A mesure que le mal fait des progrès, les forces se perdent avec l'appétit; les membres s'engourdissent; le visage se flétrit, se couvre de boutons purulens; la mémoire et l'aptitude au travail se perdent; les facultés intellectuelles s'éteignent; l'esprit le plus enjoué, le plus subtil, fait place à un idiotisme complet: l'estomac se délabre, les intestins s'engorgent; toute la machine finit par tomber dans un désordre irrémédiable.

Les enfans qui s'y livrent de très-bonne heure sont sujets au rachitisme et aux infirmités qu'il entraîne : le travail de la puberté se fait chez eux d'une manière irrégulière ; et si le malade franchit cette époque, ce n'est le plus souvent que pour traîner quelques années d'une vie misérable, en proie au marasme, à la phtysie pulmonaire, ou à d'autres maladies non moins cruelles. Par suite de la même cause, on voit chez beaucoup de jeunes personnes, des pertes blanches remplacer les évacuations menstruelles ; celles-ci ne s'établir qu'avec beaucoup de difficultés, et la jeune malade succomber quelquefois à une maladie de matrice, après avoir langui pendant plusieurs années.

Mères de famille, et vous à qui la société demandera compte un jour, des enfans qu'elle vous à confiés! songez que le plus sacré de vos devoirs est de veiller sans cesse sur leurs actions les plus secrètes. Vous apercevez-vous que votre enfant devient taciturne et rêveur? qu'il fuit les plaisirs de son âge, qu'il se dérobe à vos tendres soins pour rechercher la solitude? n'en doutez pas, il est frappé ou tout porte à le croire, sur-tout si à ces premiers indices se joignent une haleine fétide, des yeux caves et cernés, un visage plombé, ou quelques-uns des symptômes décrits plus haut.

Ne perdez pas un instant pour vous assurer de la vérité : épiez plus que jamais les démarches de votre enfant sans qu'il s'en doute ; ne l'abandonnez à lui-même que le moins possible ; tâchez, par des questions adroites mais indirectes, d'obtenir un aveu ; et quand il ne vous restera plus de doute, employez tous les moyens que vous croirez les plus propres à agir sur sa jeune imagination. Si c'est une demoiselle, servez-vous avec art de l'aiguillon de la coquetterie, à défaut d'autre arme : rappelez-lui les charmes qu'elle a perdus, mais qu'elle peut encore recouvrer ; et opposez ce tableau à celui des infirmités hideuses et dégoûtantes auxquelles l'expose son funeste penchant.

L'un des effets les plus déplorables de ce vice, c'est que plus on s'y abandonne, et plus on a de peine à le combattre. L'idée de la mort affreuse qui les attend n'a bientôt plus assez de force pour arrêter les malheureux qui s'en sont fait une habitude : tel est même l'excès de leur aveuglement, que plusieurs, déjà las de la vie, se hâtent d'en presser le terme en se livrant avec une sorte de frénésie au penchant qui les tue. La morale et la raison sont alors d'un bien faible secours ; la voix de la religion a quelquefois plus d'empire : mais c'est un moyen que l'on doit employer avec beaucoup de discernement, et l'on risque d'aliéner sans retour la raison chancelante du malade, si on la frappe brusquement de l'effrayant tableau des peines de l'enfer et d'une damnation éternelle.

Quels que soient les moyens que vous aurez employés, en supposant que vos premiers efforts aient été couronnés de quelques succès, ne vous en tenez pas là. Comme le mal a son siége principal dans l'imagination, c'est là qu'il faut aller l'attaquer, en donnant aux idées une direction nouvelle. Une vie active et occupée, des exercices de corps et d'esprit variés ; l'étude de la nature, celle de la géographie, des beaux arts, de l'histoire, vous fourniront des moyens aussi efficaces que nombreux : le changement d'air, le séjour de la campagne ; des travaux champêtres proportionnés aux forces du malade, auront l'immense avantage de lui faire respirer un air pur, de l'arracher des lieux dont l'aspect suffirait pour réveiller le souvenir mal éteint de ses funestes habitudes ; d'ouvrir à son imagination une source féconde de sensations toujours nouvelles ; enfin de lui donner le degré de fatigue nécessaire pour que son sommeil soit calme et profond : mais choisissez bien le sujet de ses études et le genre de ses occupations.

S'il a du goût pour la peinture, faites-lui étudier le paysage, les fleurs, les animaux : en prenant ses modèles dans le grand livre de la nature, il y trouvera des distractions aussi salutaires qu'agréables. S'il préfère la musique, que ses accords soient mâles, nobles et animés : des airs tendres, mélancoliques, langoureux, énervent l'imagination et la jettent dans un trouble qu'il importe d'éviter. Retranchez de ses lectures les romans, les poésies érotiques, les ouvrages ascétiques ; soyez même très-sévère sur le choix des livres de dévotion. Placez au contraire entre ses mains quelques bons ouvrages d'histoire, de voyages, et les meilleurs chefs-d'œuvre de nos auteurs classiques.

Ce serait ici le cas de parler de la nourriture la plus convenable aux sujets dont il s'agit; mais je m'abstiens d'entrer dans aucun détail à cet égard, parce que si la santé est fortement altérée, il faut avoir recours au médecin. Jusque-là, il suffit d'employer les remèdes moraux indiqués ci-dessus, de bannir du régime tous les alimens propres à enflammer le sang ou à hâter le délabrement de l'estomac : d'insister principalement sur l'usage modéré des viandes bouillies ou rôties, du laitage, des fruits bien mûrs, de quelques végétaux et très-peu de vin : de veiller à ce que le jeune malade se couche tard, se lève de bon matin; que son lit ne soit ni mou, ni trop chaud; que ses vêtemens soient légers. De fréquentes lotions à l'eau tiède seront très-utiles pour prévenir ou dissiper l'irritation des parties.

Lorsque cette funeste habitude est portée à un point tel, que tous les autres moyens ont échoué, une surveillance de tous les instans et continuée jour et nuit, est le seul dont on puisse attendre quelque résultat. Les caleçons et camisoles à manches borgnes, les bandages, et tous les autres moyens de ce genre, employés ou conseillés jusqu'ici, produisent peu d'effet; parce qu'au lieu de calmer l'imagination qui, encore une fois, est le siége du mal, ils ne font que l'exalter en raison des obstacles.

Un homme aussi recommandable par les qualités du cœur que par celles de l'esprit, avait un fils unique, qui jusqu'à l'âge de quatorze ans donna les plus brillantes espérances. A cet âge, une nourriture trop succulente prépara bientôt des penchans que l'imprudente dépravation d'une servante ne tarda pas à développer : ce jeune homme jusqu'alors florissant de grâces et de santé, tomba en quelques mois dans un état de consomption qui le conduisait rapidement au tombeau. La révolution ne fut pas moins prompte au moral qu'au physique: le malade, qui se faisait déjà admirer dans le monde par son amabilité, son caractère enjoué, par un esprit et des talens au-dessus de son âge, tomba tout-à-coup dans l'imbécillité et perdit toute espèce d'aptitude aux exercices pour lesquels il avait auparavant le plus de goût. Le père de cet infortuné parvint à découvrir que son fils était en proie à une habitude à laquelle il se livrait d'une manière déplorable : dès-lors, aidé des soins d'une tendre mère, il employa mais en vain, tous les moyens qu'il crut les plus propres à arrêter le mal. L'enfant ayant les mains liées pendant la nuit, trouvait encore le moyen d'arracher un bandage avec les dents, et de tromper la vigilance de ses parens sans que prières, carresses, ni corrections pussent le retenir.

Enfin, d'après les avis d'un médecin éclairé le malade fut transporté à la campagne. L'estomac rejetait les alimens; la poitrine était fortement affectée, les yeux hagards, le visage enflammé : le regime laiteux, les bouillons de poulet, et les bains tièdes, fréquemment répétés, amenèrent en moins de quinze jours un mieux sensible. On permit alors et successivement les viandes blanches, les fécules analeptiques de salep, sagou, etc.; puis enfin à mesure que la convalescence fit des progrès, les viandes noires rôties, les fruits bien mûrs et le vin généreux coupé. Dès les premiers instans, le père et la mère s'étaient fait une loi de ne jamais laisser leur enfant seul : pendant le jour ils cherchaient à lui procurer toutes les distractions que pouvait comporter son état; la nuit, ils le surprenaient souvent se livrant, tout en dormant, à sa funeste habitude.

On était parvenu petit à petit à inspirer au malade le goût de la botanique : lorsque l'état de convalescence le permit, le jeune naturaliste se mit à parcourir les campagnes, les bois et les rochers, accompagné de son père, qui avait soin de prolonger ces excursions une bonne partie de la journée : le grand air et l'exercice excitaient l'appétit ; l'après-dîner était employée à classer le produit des herborisations, occupation que le malade quittait avec regret pour aller se coucher : le sommeil, autrefois pénible et agité, était toujours calme et bienfaisant. Des soins si tendres furent en peu de mois couronnés du plus heureux succès, et en moins d'une année ce jeune homme, qui justifie aujourd'hui l'espoir que donnait son enfance, recouvra la santé la plus florissante.

Les causes qui contribuent le plus fréquemment à donner naissance aux habitudes solitaires sont, les lectures licencieuses; les gravures obscènes; les mauvais exemples, quelquefois le peu de retenue des parens devant leurs enfans; la crise qui annonce les approches de la puberté; l'habitude de l'oisiveté; l'excès de la nourriture, mais par-dessus tout, les mauvaises fréquentations.

Ainsi, tout en écartant les autres sources du mal, surveillez avec une attention toute particulière les domestiques. Prescrivez aux bonnes la plus grande retenue en propos et en gestes devant les enfans confiés à leurs soins; ne souffrez pas qu'elles les couchent avec elles, sous quelque prétexte que ce soit. Méfiez-vous de ces liaisons trop intimes entre enfans d'âges différens, et ne permettez jamais que le même lit reçoive les jeunes camarades, ainsi que l'on est trop porté à le tolérer chez les demoiselles. Ne laissez fréquenter à votre pupille que des enfans d'une belle santé : si parmi ses jeunes compagnons il s'en trouve quelqu'un de maladif, sans que l'on puisse attribuer son état à aucune cause connue, écartez-le comme la brebis malade.

Ces conseils s'adressent sur-tout aux instituteurs et chefs d'ateliers ; car ce n'est que trop souvent dans les pensions et les apprentissages que les enfans contractent ce vice. Toute personne chargée de l'éducation de la jeunesse, ne saurait trop se persuader qu'elle est responsable de la santé et des mœurs des enfans confiés à ses soins. Sa surveillance doit être d'autant plus sévère, que le mal en question, contagieux de sa nature, se communique de proche en proche, et qu'un enfant qui en est atteint suffit pour le communiquer à tous ses camarades. Un chef d'établissement jaloux de sa réputation, ne doit pas balancer lorsque parmi ses élèves il en trouve un enclin à ce vice, à le rendre aussitôt aux parens, en les instruisant de ses motifs.

Convalescens.

Lorsque les symptômes commencent à perdre de leur intensité, les forces, l'appétit et le sommeil à revenir, on dit que le malade entre en convalescence : mais ce moment, qui ramène dans les familles l'espérance et la joie, est souvent plus périlleux que ne l'a été la maladie ; c'est alors que l'on doit redoubler de zèle et de vigilance. Un malade rebuté de la longueur d'un traitement ennuyeux, d'un régime sévère, et des privations sans nombre qu'il a endurées, s'abandonne trop aisément à ses divers appétits, et il est perdu sans ressource si les personnes qui l'entourent n'ont pas assez de prudence pour le retenir.

Les soins qu'exige cette période de la maladie doivent porter sur deux points essentiels : éviter une rechûte, hâter le retour des forces. Vous remplirez la première indication en écartant d'auprès de lui tout ce qui lui a servi pendant sa maladie, et en le préservant de tout excès. La seconde n'exige autre chose qu'un régime bien ordonné.

Aussitôt que le médecin aura déclaré la convalescence commencée, transportez le malade dans une chambre bien aérée, pour vous donner le tems de désinfecter la sienne, ainsi que tous les objets à son usage (Voy. *Maladies contagieuses*); faites recarder ses matelas, laver les toiles, battre et aérer les couvertures; et ne souffrez jjamais qu'un malade, quelque pauvre qu'il soit, se resserve de ses hardes et litteries sans avoir pris cette précaution.

Il est assez difficile, en fait de convalescence, de déterminer le point fixe où l'usage des choses permises peut dégénérer en excès; car un biscuit pris mal à propos, une promenade trop prolongée de quelques pas, peuvent faire beaucoup de mal à un convalescent, tandis qu'un homme robuste n'en éprouverait pas la moindre incommodité. Les plaisirs les plus légitimes de l'amour sont, de toutes les choses permises en santé, celle qui doit être interdite le plus sévèrement aux convalescens.

C'est une erreur très-préjudiciable de faire

manger beaucoup les convalescens, sous prétexte de leur redonner promptement des forces: *ce n'est pas ce que l'on mange qui fortifie, mais bien ce que l'on digère;* et un convalescent qui prend plus de nourriture que son estomac n'en peut supporter, se rétablira bien plus difficilement que celui qui aura suivi une marche contraire. L'essentiel est de leur donner des alimens légers, mais substantiels, qui, nourrissant beaucoup sous un petit volume, réparent promptement les forces sans fatiguer l'estomac (Voy. *Alimentation.*)

Les convalescens doivent manger peu à la fois et souvent; ne pas endurer le besoin ni s'abandonner à leur appétit: mâcher longuement; boire peu et souvent, du bon vin bien trempé; faire un peu d'exercice avant et après le repas; attendre quelques instans avant de s'endormir s'ils en sentent le besoin; proportionner le nombre et la force de leurs repas à celle de leur estomac: augmenter graduellement la quantité de leurs alimens, en passant successivement des plus légers à de plus solides, à mesure que le travail de la digestion se régularisera : les très-jeunes gens ont besoin de prendre plus de nourriture que les adultes.

Les signes d'une bonne digestion sont : une sorte de bien-être après avoir mangé; la moiteur de la peau, l'accroissement progressif de l'appétit, du sommeil et des forces; l'haleine agréable; le goût des alimens; la régularité des fonctions du bas-ventre. Au contraire, l'haleine fétide le matin, les rapports aigres ou brûlans, la chaleur sèche de la peau, les flatuosités, la bouche pâteuse, la langue sale, une sorte d'engourdissement qui accompagne la digestion, le dévoiement, l'insómnie, un sommeil lourd et agité, sont autant de signes certains que le malade mange trop; et si les symptômes persistent malgré le changement de régime, il faut recourir au médecin.

Tous les moyens factices par lesquels on cherche à stimuler l'appétit des convalescens, sont inutiles ou dangereux. Hors les cas où le médecin est d'avis d'ordonner les toniques, le meilleur moyen de l'entretenir est de ne pas surcharger leur estomac, de choisir parmi le petit nombre d'alimens permis au malade ceux qu'il aime le mieux ; de s'attacher à l'excellente qualité ; de les apprêter et les servir simplement, mais avec propreté ; de varier sa nourriture afin de prévenir le dégoût, et de lui faire faire de l'exercice avant chaque repas.

Les convalescens redoutent l'humidité, le froid, la malpropreté ; la trop grande chaleur les accable ; ils ont besoin d'être bien vêtus, de se couvrir la tête, de changer fréquemment de linge, de se laver souvent, de se garantir des changemens trop brusques de température. Il est bon de les peigner, mais il ne faut ni leur laver la tête, ni leur couper les cheveux avant l'entier rétablissement.

Ils doivent se coucher à la tombée de la nuit, dormir sept ou huit heures en été, un peu plus en hiver ; se lever de bonne heure, afin de respirer l'air pur du matin ; attendre, pour sortir, que les premiers rayons du soleil aient pompé la rosée ; éviter le vent, se garantir de l'ardeur du soleil de printems ; ne pas se reposer à l'ombre ayant chaud, mais aller changer de suite de linge ; rentrer avant la chûte du serein. Ceux qui ont la jouissance d'un jardin font bien d'y rester la plus grande partie de la journée quand le tems le permet, et d'y prendre même leurs repas ; le grand air est le meilleur tonique.

Les convalescens sont extrêmement sensibles aux impressions physiques ou morales : le bruit, les odeurs fortes, les fatiguent prodigieusement ; la plus légère cause d'insalubrité suffit pour les rendre dangereusement malades : la moindre contradiction les irrite, la moindre contrariété devient pour eux un chagrin cuisant ; leur imagination se frappe encore plus aisément que pendant la maladie : souvent même ils conservent un fond de tristesse dont ils ne peuvent se rendre compte, mais qui les mine sourdement.

Cette tendance naturelle de leur esprit vers les affections pénibles de l'âme, indique assez le besoin qu'ils ont de distractions. Les plus efficaces sont : l'exercice, la vue des tableaux animés mais paisibles de la nature ; un bon choix de lectures, la musique, peu de société. Le spectacle leur est extrêmement contraire, tant par le mauvais air que l'on y respire, que par l'éclat des lumières, et le bruit. La nécessité de ménager leur sensibilité exige beaucoup de prudence quand il s'agit de leur annoncer une nouvelle, bonne ou mauvaise, et beaucoup d'attention à écarter les personnes dont la vue pourrait les affecter d'une manière quelconque. Il est même quelquefois indispensable, d'éloigner de ses foyers le convalescent qui n'y trouverait que des sujets de contrariété.

La grande faiblesse des convalescens, les rend en général, paresseux et enclins au sommeil : il faut les tirer petit à petit d'un état si contraire à leur rétablissement, en leur faisant faire autant d'exercice que leurs forces le permettront. L'exercice le plus salutaire, le plus usuel, est la promenade.

Accompagnez les convalescens par-tout, tant pour veiller à ce qu'ils ne commettent aucun écart de régime, que pour les soutenir au besoin, ou leur donner les secours qu'exigerait leur état de faiblesse. Dirigez leurs pas vers les lieux où ils pourront respirer l'air le plus pur : les endroits un peu élevés, secs, plantés d'arbres ou de fleurs ; le bord des rivières limpides et courantes, offrent à la plupart des convalescens des promenades aussi riantes que solitaires; mais ceux qui ont la poitrine délicate se trouvent infiniment mieux d'un air moins vif et un peu humide.

L'air du matin, encore tout imprégné du parfum qu'exhalent les végétaux *à leur réveil*, et conservant encore une portion de la fraîcheur des nuits, répand dans tous les organes un sentiment délicieux qui se prolonge jusqu'à la fin de la journée : celui de midi est préférable en hiver. Quand le mauvais tems ne permet pas aux convalescens de se promener à pied, il faut qu'ils sortent en voiture, ou qu'ils se livrent, dans leur intérieur, à quelques exercices modérés, plutôt que de rester dans l'inaction. La promenade à cheval est quelquefois l'objet d'une prescription de la part du médecin, cet exercice pris à l'amble et au pas, ne peut jamais que faire beaucoup de bien : il n'en est pas de même du galop et du trot.

Quand les convalescens éprouvent le besoin de dormir après s'être un peu fatigués, ils font très-bien de s'y livrer pendant quelques instans ; il n'est pas de meilleur réparateur que l'usage alternatif de l'exercice et du sommeil, pourvu, encore une fois, que l'un ni l'autre ne soit porté à l'excès. Un convalescent qui a bien employé sa journée passe une nuit délicieuse, et le lendemain on est tout étonné du changement prodigieux que vingt-quatre heures ont suffi pour opérer dans son état.

A mesure que les forces reviennent, le convalescent est tourmenté du désir de retourner à ses occupations favorites ou de reprendre l'exercice de sa profession ; c'est encore une jouissance qu'il faut lui refuser jusqu'à ce qu'il soit entièrement à l'abri des rechutes. Mais si l'homme de peine qui reprend trop tôt ses travaux s'expose à ne jamais recouvrer complètement ses forces, il peut n'être pas sans danger de retenir trop long-tems oisif l'homme d'affaires, à qui la pensée de ses intérêts souffrans serait beaucoup plus nuisible qu'un travail modéré.

Le travail de cabinet est le plus pernicieux de tous pour les convalescens, en ce que non-seulement il les préoccupe beaucoup trop fortement, mais encore parce qu'il ne leur permet pas de faire l'exercice nécessaire à leur parfait rétablissement. Aussi voit-on presque toujours les hommes de lettres et les artistes qui s'adonnent trop au travail à l'issue d'une grande maladie, rester languissans le reste de leur vie, si même ils ne finissent par perdre la raison.

Suivez avec attention les progrès de la convalescence et la manière dont les fonctions s'opèrent. Le gonflement des jambes n'étant que le résultat d'un reste de faiblesse, n'a rien d'inquiétant, s'il se dissipe dans la nuit et ne revient que le soir : la constipation cède à quelques demi-lavemens. Mais si le malade, quoique mangeant beaucoup, dépérit au lieu de se rétablir; s'il perd ses forces dans des sueurs nocturnes; s'il a le dévoiement; si l'enflure des extrémités prend un caractère alarmant, ne perdez pas un instant pour prévenir le médecin. Du reste, ce qui vient d'être dit dans le courant de cet article ne doit pas faire négliger les préceptes répandus dans les autres.

Morts.

J'ai dit que la mort même du malade laisse des devoirs à remplir. Le premier de tous est de s'assurer si elle est réelle ; car combien n'a-t-on pas vu de malades descendre vivans dans la tombe !

Le refroidissement général, la roideur des membres, l'aspect terreux de la peau, l'obscurcissement des yeux, l'affaissement des paupières, l'odeur cadavéreuse, le défaut de pouls et de respiration, ne sont pas toujours des signes infaillibles : quoique leur réunion suffise pour faire présumer la mort, examinez avec soin si le cœur ne conserve pas un reste de chaleur ou de battement; si la prunelle se recouvre d'une couche de mucosité. Présentez un petit miroir devant la bouche, très-près des lèvres, et conservez quelque espoir si vous voyez une légère vapeur ternir la glace.

Tant que les indices les plus certains ne rendront pas la mort incontestable, hâtez-vous de chercher un reste de vie. En conséquence, après avoir ouvert les croisées et découvert le corps de la tête aux pieds, frottez le nez et les tempes avec de l'alcali volatil pur; tâchez d'en introduire quelques gouttes dans les narines et même dans la bouche; frottez tout le corps, et particulièrement la poitrine et la plante des pieds, avec une brosse rude et de l'alcali volatil, tandis qu'une autre personne frictionnera avec des morceaux d'étoffe de laine chauds. Les vents qui se dégagent quelquefois pendant cette opération ne prouvent rien : cependant que l'inutilité apparente de vos efforts ne vous rebute pas trop tôt; revenez-y plusieurs fois, car on est parvenu à rappeler à la vie, des malades qui, pendant plusieurs heures, n'avaient donné aucun signe d'existence.

Lorsque vous ne pourrez plus douter de la mort réelle, fermez les paupières, recouvrez le corps, à l'exception de la figure : ouvrez les croisées, et parfumez la chambre jusqu'à l'enlèvement du corps, soit avec du vinaigre brûlé, soit par les moyens ci-dessus, si la maladie a été contagieuse. Enfin, donnez avis du décès au médecin et à l'autorité locale.

Aujourd'hui on ensevelit rarement les morts avant qu'ils ne commencent à donner des signes non équivoques de putréfaction : cette dernière marque d'attachement a quelquefois été couronnée de la plus douce récompense. Mais l'on ne saurait assez blâmer les personnes qui, plus occupées de la conservation de leurs matelas que du respect que l'on doit aux morts, se hâtent de mettre le corps de leur parent, de leur ami, sur les planches, ou de le jeter sur le carreau. Il est assurément inutile de laisser le cadavre dans son lit ; mais ne convient-il pas de lui accorder du moins une paillasse, jusqu'au moment où il doit aller à sa dernière demeure ?

Des soins que les Gardes se doivent à elles-mêmes.

Les personnes habituées à servir les malades ont, plus que toutes les autres, besoin de veiller à la conservation de leur santé, sans cesse menacée par les germes de maladie au milieu desquels elles vivent. Elles se garantiront de leurs pernicieux effets par l'observance bien entendue des règles de l'hygiène.

Je ne reviendrai pas ici sur la nécessité de purifier l'atmosphère dans laquelle vit le malade, tant dans son intérêt, que dans celui des personnes qui l'entourent. Je dirai seulement que celles-ci doivent respirer l'air de la croisée le plus souvent qu'elles peuvent; découvrir lentement un malade qui transpire, que son mal soit contagieux ou non; éviter son haleine, et se garantir des vapeurs qui s'exhalent du lit; cracher souvent pendant qu'elles sont auprès de lui; se tenir la bouche et les dents très-propres; se laver fréquemment les mains et le visage avec une eau spiritueuse quelconque étendue d'eau, ou avec un mélange d'eau et de vinaigre, surtout après avoir remué le malade (Voy. *Transpiration : Maladies contagieuses*).

N'approchez pas les malades à jeun, et ne mangez dans leur chambre que quand vous ne pourrez vous en dispenser. Mangez peu à la fois et souvent; que votre nourriture soit substantielle, mais de facile digestion (Voy. *Alimentation*); prenez un peu de café pur; trempez peu votre vin, et buvez dans l'intervalle de vos repas, soit une boisson acidulée, soit de la bière ou du vin blanc coupés avec de l'eau; usez des légumes frais et des fruits d'été comme rafraichissans, sans en faire votre nourriture habituelle; évitez sur-tout l'abus du vin et des liqueurs fortes, trop commun chez beaucoup de garde-malades.

Profitez des instans où votre présence dans la chambre ne sera pas nécessaire, pour aller respirer le grand air : si vous ne pouvez prendre un peu d'exercice après vos principaux repas, tâchez au moins de vous promener dans les environs de la chambre, sans incommoder le malade. Afin d'empêcher que vos jambes n'enflent, frictionnez-les de tems en tems quand vous ne pourrez pas faire de l'exercice; évitez de les serrer par des jarretières, étendez-les sur une chaise quand vous serez fatiguée, et restez debout sans marcher, le moins que vous pourrez.

Portez des vêtemens amples et sans ligature, de toile lisse ou de soie, de préférence à tous autres (Voy. *Vétemens*); changez-en fréquemment, ainsi que de linge : faites prendre l'air pendant plusieurs jours à ceux qui ne peuvent se laver; et ne passez jamais d'un malade auprès d'un autre attaqué d'une maladie différente, sans avoir entièrement changé de vêtemens.

Evitez toutes les affections pénibles de l'âme; ne vous vouez pas au service des malades après avoir éprouvé un violent chagrin. Prenez toutes les précautions possibles pour éviter les maladies, mais sans les craindre : il est prouvé que la contagion attaque bien plus promptement les personnes qui ont l'esprit frappé par la peur. Sans négliger votre malade, occupez votre esprit, soit par un travail qui vous plaise, soit par des lectures intéressantes sans être futiles; ce dernier conseil est plus utile que l'on ne pense.

Quand vous devez passer la nuit, desserrez toutes les ligatures qui pourraient vous gêner; étendez-vous sur une chaise longue; prenez de tems en tems, soit un peu de café à l'eau, soit une rôtie au vin, ou un bouillon avec une croûte de pain.

Les précautions ci-dessus sont bonnes à observer dans toutes les maladies; mais pendant les maladies contagieuses : il convient en outre de ne toucher le malade qu'avec des gants que l'on change souvent; de porter sur ses vêtemens une sorte de blouse en taffetas gommé, que l'on dépose en sortant de la chambre; de tenir habituellement dans la bouche un morceau de camphre, ou de mâcher du kinkina.

Après avoir donné vos soins dans une maladie longue et pénible, prenez quelques jours de repos, pendant lesquels vous ferez usage des bains tièdes, et suivrez un régime un peu moins fortifiant que celui ci-dessus prescrit. Si après cela vous conservez quelqu'apparence de fièvre, un léger dérangement dans le sommeil ou dans les fonctions de l'estomac, vous ferez bien de consulter, sans attendre plus long-tems.

Ces avis s'adressent spécialement aux gardes de profession; elles y trouveront le meilleur préservatif aux infirmités qui les assiégent à un certain âge; celles qui, se fiant trop sur la force de leur tempérament, négligeront d'en profiter, s'exposeront à une vieillesse prématurée.

QUATRIÈME PARTIE.

CHAPITRE VIII.

DES PETITES OPÉRATIONS CHIRURGICALES QUI PEUVENT ÊTRE CONFIÉES AUX SOINS DES GARDE-MALADES.

Des Appareils.

La partie chirurgicale du service des garde-malades embrasse deux objets essentiels, la disposition des appareils et leur application. On entend par appareil la collection de toutes les choses nécessaires aux pansemens. Les deux plus indispensables sont le linge et la charpie.

Un préjugé ridicule fait rejeter de cet usage le linge de femme ; il est cependant reconnu que le linge bien propre ne retient aucune mauvaise qualité, quel que soit le sexe de la personne qui l'a porté. Quant aux tissus de coton, leur application immédiate sur les plaies peut n'être pas sans inconvénient, et si l'on veut l'utiliser, il convient de le réserver pour faire des bandes. Au reste, comme l'on n'est pas toujours maître de choisir la qualité du linge, on doit s'attacher spécialement à ce qu'il ait été lessivé, ou au moins lavé avec soin et parfaitement purgé de savon, car la moindre malpropreté est plus dangereuse que telle ou telle espèce de tissu.

Cependant, prenez de préférence du linge de fil fin, et à demi-usé : enlevez avec soin toutes les coutures et lisières ; mettez à part les parties qui seront mauvaises, elles vous serviront pour faire de la charpie ; ensuite débitez-le, soit en bandes, soit en compresses.

Les bandes doivent être prises dans le sens de la toile, et avoir les dimensions indiquées par la forme et la grosseur du membre qu'elles sont destinées à envelopper : leur longueur la plus ordinaire est d'une à deux aunes, et leur largeur de deux à quatre travers de doigt ; mais il y en a de beaucoup plus longues et d'une largeur proportionnée. Plus une bande est longue, et plus le bandage est solide; mais il est difficile de le serrer également quand elle est trop large. Si vous êtes obligé d'ajouter deux ou plusieurs bandes à la suite les unes des autres, faites une couture plate qui ne puisse blesser le malade. On reconnaît dans une bande deux *chefs* ou extrémités, et le corps ou milieu.

Les compresses se ployent en quatre: leur forme ordinaire est carrée; on en fait aussi d'oblongues, de longuettes, c'est-à-dire beaucoup moins larges que longues; elles sont en croix de Malte lorsqu'on les fend par les angles, afin d'éviter qu'elles ne fassent des bourrelets; enfin leur forme et leurs dimensions varient selon l'usage auquel on les destine. Autant que faire se peut, on choisit pour les compresses le linge le plus souple et le plus usé, celui des bandes devant avoir un peu plus de solidité.

La grande longueur des bandes les rendrait fort embarrassantes à manier, inconvénient auquel on obvie en les roulant sur elles-mêmes.

Pour le faire méthodiquement, ployez en quatre l'un des chefs, puis faites-en un petit rouleau très-serré, autour duquel vous roulerez successivement le reste de la bande, en faisant tourner le rouleau par ses deux extrémités entre les trois premiers doigts de chaque main. La bande ainsi ployée, présente la forme d'un cylindre, qui prend alors le nom *de globe* : il faut que tous les tours en soient également serrés ; sans quoi le cylindre n'ayant pas assez de fermeté échapperait des doigts.

On emploie dans certains cas des bandes *à deux globes* : celles-ci se font en roulant la bande jusqu'au milieu de sa longueur ; on arrête alors le premier globe dans cet endroit avec une épingle, et on recommence l'opération par l'autre extrémité, jusqu'à ce que l'on soit arrivé au point où l'on s'était arrêté. La bande est ainsi composée de deux cylindres placés l'un à côté de l'autre. Les garde-malades sont rarement dans le cas de faire usage de ce bandage, mais il convient qu'elles sachent le préparer. Après avoir roulé vos bandes, coupez les fils qui dépassent à chaque extrémité du cylindre; faites la même opération aux compresses, et serrez le tout dans un lieu très-propre, ainsi que la charpie.

Pour faire la charpie, on choisit du linge très-vieux; on le découpe par bandelettes très-étroites, et on l'effile ensuite. On fait de la charpie rapée en prenant dans le sens de leur longueur des brins de charpie brute que l'on râcle avec un couteau, pour les convertir en une sorte de duvet.

La charpie sert à garnir les plaies pour en absorber le pus, et éviter que les linges ne s'y attachent. Elle s'emploie sous forme de gâteau, de plumasseau, de tente, de tampon. Le gâteau est un paquet de charpie que l'on aplatit entre les deux mains, sans chercher à donner aux brins qui le composent, aucun arrangement symétrique. Ils servent à recouvrir les grandes blessures, et ne doivent être ni trop épais ni trop minces. Le plumasseau est un très-petit gâteau, dont les brins sont rangés symétriquement à côté les uns des autres, et reployés sur eux-mêmes par les deux extrémités; ils servent pour les plaies de moindre étendue. La tente est une espèce de cylindre plus ou moins long et gros, qui se prépare en roulant la charpie entre les mains, jusqu'à ce quelle ait acquis le degré de fermeté convenable : on introduit la tente dans une plaie que l'on veut tenir ouverte, après l'avoir liée dans le milieu avec un fil dont les bouts pendent au dehors. Le bourdonnet est la même chose, à cela près qu'il est plus mou. Le tampon n'a pas besoin d'explication.

Les divers objets qui font la matière de ce chapitre doivent toujours se trouver en abondance auprès d'un blessé.

Pansement des plaies simples, cautères et sétons.

Adoptez pour vos pansemens une heure fixe, et ne la changez jamais sans une raison majeure. Disposez d'avance toutes les pièces de l'appareil ; joignez-y de l'eau tiède, avec une petite éponge fine, et un vase quelconque pour recevoir les objets que vous enleverez de dessus la plaie.

Avant de commencer votre opération, prenez les précautions nécessaires pour que l'air ne frappe pas le malade ; donnez au membre la position la moins fatiguante pour lui, et la plus commode pour vous ; garnissez le lit d'une alaise ; enlevez successivement la bande et la compresse, en les humectant de tems en tems si elles sont collées : voyez alors si la charpie adhère ; et dans ce cas humectez-la jusqu'à ce qu'elle se détache sans effort, afin de ne pas faire souffrir le malade, ni occasionner de déchiremens.

Cela fait, essuyez le tour de la plaie avec un linge fin ; pressez-en légèrement les bords, afin de faire sortir le pus ; nettoyez l'intérieur, s'il le faut, soit par le moyen d'une injection, soit en le douchant avec votre éponge, après avoir placé sous la partie un bassin pour recevoir les eaux. Essuyez de nouveau ; terminez le pansement en renouvelant toutes les pièces de l'appareil dans le même ordre ou elles étaient posées, et enfin appliquez la bande.

Toutes ces opérations doivent être faites avec dextérité, promptitude, et propreté : la dextérité est nécessaire pour que le pansement soit bien fait et de la manière la moins douloureuse ; la promptitude, pour que la plaie soit exposée le moins long-tems possible à l'action iritante de l'air et abréger les souffrances. L'utilité de la propreté n'a pas besoin de commentaire : cette troisième condition consiste à nettoyer exactement la plaie, à renouveler les linges à chaque pansement, à ne jeter par terre rien de ce qui a fait partie de l'appareil, etc.

Observez exactement l'état de la plaie : elle doit offrir une couleur rose, fournir un pus de bonne consistance, blanc ou jaunâtre, ni trop rare ni trop abondant : si au contraire les bords sont gonflés, durs, calleux, le fond blanchâtre ou couvert de boutons ; si le pus est liquide, verdâtre, ou sanguinolent ; s'il exhale une odeur infecte, la plaie alors prend un mauvais caractère, qui devient encore pire lorsqu'elle présente une teinte pourpre, violette ou noirâtre, signes précurseurs de la gangrène. Dans l'un ou l'autre de ces cas, il faut avertir l'homme de l'art sans tarder.

L'intervalle à mettre entre chaque panseient est subordonné à la température de la aison, et à diverses circonstances particuliè-es résultant de l'état du malade. Il convient n général de ne changer les appareils qu'une ois en vingt-quatre heures, afin de ne pas trop roubler le travail de la nature; mais il faut e faire matin et soir pendant les fortes chaleurs; uand la suppuration est très-abondante ou u'elle donne de l'odeur; enfin, toutes les fois ue la plaie présente un mauvais aspect.

Telles sont les principales règles à suivre dans tous les pansemens. Celui des cautères et étons demande quelques détails particuliers. l n'est personne qui ne sache ce qu'est un cautère; mais tout le monde ne s'entend pas à le soigner, quoiqu'il ne faille pour cela qu'un eu d'adresse.

Après avoir enlevé l'appareil, lavez et essuyez es bords de la plaie avec un linge bien fin; épongez doucement avec un petit tampon de charpie, le pus qui serait resté dans le trou; placez ensuite dans ce trou une petite boule, traversée d'un fil arrêté par un nœud à l'une de ses extrémités, et d'une dimension telle, qu'elle entre sans forcer les bords ; recouvrez alors la plaie d'un petit morceau de toile de diapalme ou de toile à cautère, taillé en rond. Posez ensuite une compresse carrée, par-dessus laquelle vous releverez l'extrémité libre du fil que vous avez laissé pendre hors de la plaie, et terminez en plaçant la bande, qui ne doit être que médiocrement serrée, sur-tout au milieu.

On emploie pour entretenir les cautères, des pois ordinaires secs; des boules d'iris, de cire vierge ou de toute autre matière. De quelque nature que soient ces corps, il faut les choisir bien ronds, sans aspérités, et d'une grosseur proportionnée à l'étendue que l'on veut donner au trou du cautère. On les traverse d'un fil pour pouvoir les retirer avec facilité : quelques personnes se contentent de les pousser au dehors avec la tête d'une épingle, ce qui n'est pas toujours aisé : les pauvres sont aussi dans l'usage de faire resservir les pois d'iris : si vous ne pouvez faire autrement, que ce soit du moins après les avoir bien lavés à l'eau tiède, et essuyés.

Si la suppuration est trop abondante, on

la diminue en lavant fréquemment le milieu de la plaie avec de l'eau tiède, et la recouvrant d'un simple morceau de diapalme. Quand on veut au contraire l'exciter, on enveloppe le pois d'un peu d'onguent] suppuratif ou de pommade épispastique, et l'on substitue à l'emplâtre de diapalme, une feuille de lierre, ou un peu de suppuratif étendu sur du linge. Ces moyens souvent répétés, produisent quelquefois une inflammation que l'on combat aisément, en pansant avec une feuille de poirée recouverte de beurre frais ou de cérat. Si les bords seuls deviennent rouges et se couvrent de boutons, il faut panser la plaie avec un emplâtre de cérat assez large pour recouvrir toute la partie enflammée, et percé dans son centre, d'une petite ouverture ronde dans laquelle on place le pois, que l'on masque ensuite avec l'appareil accoutumé.

Le séton est une petite plaie pratiquée *entre peau et chair*, que traverse de part en part une *mèche* ou longue bandelette de linge destinée à empêcher la cicatrisation : l'une des extrémités dépasse l'ouverture de la plaie, seulement de quelques lignes ; l'autre, beaucoup plus longue, sert à renouveler à chaque pansement la portion qui a séjourné dans la plaie. Pour cela, étendez du cérat sur la mèche dans une longueur d'environ deux pouces et tout auprès de la plaie; tirez à vous doucement l'extrémité opposée, jusqu'à ce que la portion que vous avez préparée vienne remplacer celle qui est imprégnée de matière; enlevez celle-ci avec des ciseaux, en conservant toujours quelques lignes de ce côté-là. Le reste de l'appareil consiste en un plumasseau et en une compresse, par-dessus laquelle on replie la longue extrémité de la mèche ; et l'on assujettit le tout avec une bande.

Lorsque la mèche tire à sa fin, on en coud une nouvelle à ce qui reste de l'ancienne: sans cette précaution, on serait obligé de l'introduire dans la plaie au moyen d'un instrument, opération qui serait plus douloureuse pour le malade. Il est inutile de dire que *la dextérité, la promptitude et la propreté* sont aussi nécessaires ici que dans tous les pansemens.

Des Vésicatoires et Sinapismes.

Je répéterai ici ce que j'ai déjà eu occasion de dire : il serait à désirer que l'application et le pansement des vésicatoires ne fussent confiés qu'aux hommes de l'art, qui d'ailleurs trouvent dans cette occupation une portion de leur existence. Cependant, comme beaucoup de malades n'ont pas les moyens de payer à la fois un chirurgien et une garde ; que d'ailleurs il est quelquefois difficile, à la campagne surtout, d'avoir à chaque instant un chirurgien à sa disposition ; et que le moindre retard dans l'application des vésicatoires peut compromettre la vie du malade, il est urgent que la personne aux soins de qui il est confié, soit en état de remplacer l'homme de l'art.

Il est peu de parties du corps où l'*on* ne puisse poser les vésicatoires ; mais l'on choisit ordinairement la portion la plus charnue de l'un des membres principaux. Ainsi, pour le bras, c'est la partie interne, à distance à peu près égale de la saignée et de l'articulation supérieure : pour la cuisse, la partie supérieure interne, à quatre ou cinq travers de doigts de l'aine; enfin à la jambe, c'est le haut du mollet. Souvent aussi un vésicatoire s'applique à la nuque, entre les épaules, sur la poitrine, derrière les oreilles, ou sur un point douloureux quelconque.

La place étant déterminée, rasez la partie et frottez-la avec du fort vinaigre, ou simplement avec une brosse, jusqu'à ce que la peau soit bien rouge; appliquez l'emplâtre que l'apothicaire doit avoir fourni tout préparé, et terminez l'opération en appliquant une forte compresse et un bon bandage un peu ferme. Il est même bon que le malade ne s'agite pas trop, de crainte que l'emplâtre ne se dérange.

Les frictions de vinaigre sont extrêmement essentielles; non seulement elles dilatent les pores de la peau, et la prédisposent à l'effet du topique, en occasionnant une vive irritation; mais encore, l'humidité qui en résulte favorise singulièrement l'action des cantharides. Quoique la qualité vénéneuse de cette mouche soit connue de tout le monde, il n'est pas inutile de rappeler ici que c'est un poison très-violent, dont la plus faible dose, introduite par le nez ou par la bouche, pourrait causer des accidens graves.

Lorsque vous jugerez que le vésicatoire a produit son effet, ce qui demande de dix-huit à vingt-quatre heures, soulevez-le par un coin pour examiner l'état de la peau; si elle n'a pas levé, c'est une preuve que la vie est presque éteinte ou que l'emplâtre ne valait rien, et vous pouvez hardiment l'enlever pour en remettre un autre à la même place. Si au contraire le vésicatoire a pris, faites avec des ciseaux fins une longue entaille à la base de la cloche qui s'est formée, et enlevez d'un seul coup l'emplâtre et l'épiderme; le malade souffrira d'autant moins pendant cette petite opération, qu'elle sera faite avec plus de promptitude et de hardiesse.

Quelquefois on ne voit pas de cloche, quoique le vésicatoire ait parfaitement pris; mais l'aspect des linges imbibés d'une eau roussâtre prouve que la cloche a crevé d'elle-même; il suffit alors d'enlever la peau, en la pinçant par un coin et la déchirant circulairement.

Quelquefois aussi, la cloche bien formée, n'adhère pas à l'emplâtre. On la perce alors comme il a été dit pour le premier cas, et l'on enlève l'épiderme de la même manière que dans le second.

Après avoir ainsi mis la plaie à nu, étanchez avec un linge fin la sérosité qui en mouille les bords, et pansez avec un peu de cérat ou de beurre bien frais étendu sur une double feuille de poirée, de betterave ou de laitue coupée en rond, et que vous aurez amortie auparavant en écrasant les côtes, et la frappant entre les mains.

Renouvelez ce premier pansement au bout de vingt-quatre heures en hiver ou de douze en été, en vous conformant aux préceptes indiqués dans le chapitre précédent concernant les pansemens en général, et continuez ainsi de suite les jours suivans. Lorsque vous voudrez supprimer le vésicatoire, il vous suffira de le laver fréquemment, et de remplacer la feuille et le beurre frais par un morceau de linge fin ou de papier de soie enduit de cérat.

Tant que la plaie sera belle, vous continuerez le même mode de pansement ; lorsque la suppuration se rallentira, vous employerez la pommade épispastique seule ou mélangée avec du beurre. Si les bords de la plaie s'enflamment, vous les laverez souvent avec de l'eau ou de l'infusion de guimauve tiède, et vous les couvrirez de bandelettes de cérat. Du reste, il est inutile de répéter que tout ce qui a été dit concernant les plaies en général, s'applique aux vésicatoires en particulier.

Le vésicatoire n'est pas toujours destiné à suppurer : alors on enlève l'appareil avant que la cloche ne se forme, et l'on panse à sec, ou bien avec un peu de cérat ; c'est là ce que l'on nomme un rubéfiant ou un vésicatoire volant. On reconnaît que le topique a suffisamment opéré lorsque la peau est très-rouge, ce qui nécessite plus ou moins de tems, selon le degré de finesse de la peau et la force de l'emplâtre : six heures sont ordinairement plus que suffisantes.

Il est quelques règles générales qui forment le complément de ce que je viens de dire, et que l'on ne doit pas perdre de vue. Employez, dans les circonstances graves, des emplâtres larges, bien chargés de cantharides, et saupoudrés d'un peu de camphre, afin de prévenir les accidens nerveux qu'elles occasionnent quelquefois.

Un vésicatoire de bras doit être large comme un écu de six francs; un vésicatoire de cuisse, doit l'être au moins comme la paume de la main. Beaucoup de malades n'ont été rappelés à la vie que par de nombreux vésicatoires appliqués au moment même de la prescription.

Je ne parlerai pas d'une infinité de substances peu usitées qui peuvent remplacer plus ou moins bien le vésicatoire ordinaire; mais je ne puis passer sous silence la pommade ammoniacale du docteur Goudret.

Cette pommade, composée d'un mélange de graisse et d'ammoniaque liquide (alcali volatil), se trouve toute préparée chez Mombet et plusieurs autres pharmaciens de Paris. Elle est d'un usage tout à la fois plus commode, moins douloureux, plus économique, mais sur-tout moins dangereux et plus sûr que les cantharides. Ses effets sont tellement prompts, qu'elle produit infailliblement, en vingt ou trente minutes, la vésication la plus complète, tandis que vingt-quatre heures ne suffisent pas toujours au vésicatoire ordinaire. Cette dernière propriété seule, suffit pour la rendre précieuse dans beaucoup de circonstances, où la sensibilitée st trop amortie pour que l'action des cantharides ait le tems de se développer.

La pommade ammoniacale, exempte des nombreux inconvéniens qui font redouter l'emploi des cantharides, remplace toujours ces mouches avec le plus grand avantage, et devient même dans plusieurs circonstances, le seul vésicant convenable. Ces considérations appréciées déjà par beaucoup de médecins, en ont rendu l'usage trop commun pour que je n'explique pas la manière de s'en servir.

Après avoir rasé et frotté à sec la partie, étendez sur un morceau de peau blanche, de forme et de largeur convenable, une couche de pommade épaisse, comme un écu de trois livres; assujettissez légèrement l'emplâtre, et attendez qu'il ait produit son effet. Ne s'agit-il que d'un vésicatoire volant? huit ou dix minutes suffiront ; il en faudra à peu près le double pour obteni rla vésication complette, et vous terminerez le pansement comme pour le vésicatoire ordinaire. Il est bon d'observer que cette pommade se détériorant très-promptement à l'air, doit être conservée dans des flacons parfaitement bouchés, d'où on la retire à l'aide d'une petite spatule d'ivoire ou de bois.

On appelle sinapisme une sorte de vésicatoire volant, en forme de cataplasme, que l'on applique plus particulièrement à la plante des pieds, ou sur un point douloureux quelconque.

Délayez avec du fort vinaigre deux onces de farine de moutarde, une once de vieux levain de boulanger, et une poignée de sel de cuisine, pour former du tout une pâte molle que vous étendrez sur un linge un peu serré, et ployé en plusieurs doubles. Vous laverez la partie avec du vinaigre avant d'appliquer le cataplasme, et vous la raserez si elle est garnie de poils.

L'action d'un sinapisme dure ordinairement

de quatre à six heures, s'il est bien préparé, et que la peau ne soit pas trop dure: mais il faut le renouveler s'il n'a rien produit pendant cet intervalle. On reconnaît qu'il agit, aux cuissons douloureuses qu'éprouve le malade, et à la rubéfaction de la peau. Lorsque le moment d'enlever l'appareil est arrivé, on essuie la partie avec un linge fin, ou perce les cloches s'il y en a, mais sans enlever l'épiderme, et l'on panse avec une compresse douce.

On peut rendre ce topique plus actif, en mélangeant dans la composition ci-dessus des gousses d'ail pilées, du poivre, ou toute autre substance de ce genre. La pommade ammoniacale déjà citée, produit aussi en quelques minutes l'effet du plus fort sinapisme.

Toutes les heures de la journée sont bonnes pour l'application ou la levée des vésicatoires et des sinapismes; cependant, si le malade n'est pas à la diette absolue, et la circonstance urgente, il faut choisir le moment où la digestion est achevée.

Des Sangsues.

L'application des sangsues, quoique fort simple en elle-même, devient quelquefois fort embarrassante pour les personnes qui n'y sont pas habituées. Le médecin désigne la place où il veut que les sangsues soient posées; le plus souvent c'est le fondement, ou les parties génitales chez la femme.

Choisissez des sangsues de moyenne grosseur, bien vives, d'une couleur verte parsemée de taches noires, et retirez-les de l'eau quelques heures avant de les employer, pour les affamer. Lavez avec de l'eau tiède la partie où vous devez les appliquer, si elle en a besoin : ces animaux craignent beaucoup la malpropreté et la mauvaise odeur.

S'agit-il de les poser au fondement? Après avoir préparé la partie comme il est dit ci-dessus, et garni le lit de manière à ne pas le tacher, faites placer le malade sur le bord, de la manière qui vous sera la plus favorable; écartez les fesses avec les deux premiers doigts de la main gauche, tandis que, saisissant de la droite un petit verre dans lequel vous aurez mis toutes les sangsues, vous l'appliquerez sur l'orifice de l'anus, et vous l'y maintiendrez jusqu'à ce qu'elles aient toutes mordu.

Enlevez alors le verre avec précaution, pour ne pas détacher les sangsues; exposez le malade à la vapeur de l'eau chaude, jusqu'à ce qu'elles soient toutes tombées; enlevez, à l'aide d'une éponge mouillée, les caillots qui bouchent l'orifice des piqûures, et laissez couler le sang aussi long-tems que le médecin l'aura prescrit. Cela fait, lavez la partie avec un mélange d'eau et de vinaigre, tant pour étancher le sang que pour prévenir la suppuration des plaies; pausez celles-ci avec de petits tampons de charpie rapée ou des petits morceaux d'amadou; et recouvrez le tout de plusieurs compresses, assujetties à l'aide d'une serviette ployée triangulairement, dont la pointe passera entre les cuisses, pour venir se nouer sur le ventre avec les deux autres extrémités. On applique aussi quelquefois sur les piqûures un petit cataplasme ou une fomentation émolliente, pour prévenir l'inflammation.

Vous vous conduirez absolument comme ci-dessus, si vous avez à poser les sangsues à l'orifice des parties sexuelles, c'est-à-dire à la face interne des grandes lèvres, avec la seule différence qu'il vous faudra les poser une à une. Quand il s'agira de toute autre partie du corps, les fumigations seront remplacées par des lotions d'eau tiède, et l'appareil sera maintenu par un bandage convenable.

Cette méthode d'appliquer les sangsues toutes à la fois est aussi commode qu'expéditive; mais la conformation des parties la rend quelquefois impraticable. Il faut alors les envelopper une à une avec un linge, de manière à ce que la tête seule soit libre, et poser celle-ci à l'endroit où l'on veut que l'animal morde.

Lorsque les sangsues refusent de piquer, on les y détermine aisément en frottant la partie avec un linge rude, pour attirer le sang à la peau, ou en l'humectant avec du lait tiède ou de l'eau sucrée. Si malgré cela on ne peut parvenir à les faire prendre toutes, on en sera quitte pour les laisser saigner plus long-tems.

Les sangsues se détachent d'elles-mêmes quand elles sont gorgées. Ne les arrachez jamais pour les faire tomber plutôt; mais contentez-vous de leur verser sur la tête du tabac, du poivre ou du sel. Vous éviterez par là des petits accidens qui ne sont pas sans danger.

L'heure la plus convenable pour cette opération, lorsqu'on est libre de la choisir, est le soir après la digestion, ou le matin à jeun. Lorsqu'elle est terminée on donne au malade quelques légers alimens, et on le couche après avoir garni son lit. Si le sang continue à couler avec trop d'abondance, il faut laver de nouveau les plaies avec l'eau et le vinaigre, et les tamponner le mieux possible.

Il est peu d'exemples qu'une sangsue se soit introduite dans le corps par l'une des ouvertures naturelles; cependant, si cet accident vous arrivait, vous en préviendriez les suites en injectant de la décoction de tabac ou de l'eau salée, jusqu'à l'expulsion de l'animal. Du reste, ces moyens ne vous dispenseraient pas d'appeler un homme de l'art.

Des Ventouses.

La ventouse est une petite cloche en verre mince, resserrée à son orifice par un col, et renflée dans son milieu. Appliquée sur la peau, elle attire avec force les humeurs vers cet endroit, par un phénomène analogue à celui d'une pompe aspirante. Un petit goblet en verre commun supplée parfaitement cet instrument.

Voici la manière de faire usage de la ventouse. Posez à l'endroit désigné, un petit tampon de coton ou de charpie imbibé d'esprit-de-vin, et supporté sur une petite rondelle de carte mouillée, afin de ne pas brûler le malade: allumez cette espèce de mèche, et recouvrez-la sur-le-champ avec la ventouse, que vous maintiendrez en appuyant légèrement la main sur son fond; ou mieux encore, jetez dans le fond du vase un morceau de papier bien allumé, et l'appliquez sur-le-champ.

A mesure que la combustion s'effectuera, vous verrez la peau passer successivement par toutes les nuances du rouge jusqu'au violet, se gonfler, et former une véritable tumeur qui occupera une portion considérable de la capacité du vase : celui-ci adhérera dès-lors fortement à la peau sans qu'on le tienne, s'échauffera, se remplira de vapeurs, et s'il y a quelque blessure, le sang et les humeurs en couleront avec abondance. Les personnes qui ont les premières notions des propriétés physiques de l'air, se rendront aisément compte de ces phénomènes.

C'est au médecin à indiquer le tems que doit durer cette opération. Lorsque vous voudrez y mettre fin, ne cherchez pas à arracher la ventouse de force, vous la briseriez plutôt que d'y parvenir; mais appuyez fortement le bout du doigt tout auprès de son bord; aussitôt l'air extérieur rentrera avec force dans le vase, qui se détachera de lui-même.

Si la ventouse doit être *scarifiée ou mouchetée*, vous ferez avec la pointe d'une lancette de légères piqûures sur la surface de la tumeur; vous laiserez couler le sang autant de tems qu'il sera nécesssaire, et vous vous conduirez absolument comme si vous aviez posé les sangsues. Quelquefois, les ventouses sont appliquées par-dessus les piqûures de ces animaux, ou sur un abcès qui suppure mal. Dans ces divers cas, vous terminerez le pansement d'après les règles établies dans les chapitres précédens. Enfin, vous vous contenterez d'envelopper la tumeur avec un linge fin si la peau n'a pas été entamée.

Je sortirais de mon sujet si je considérais les effets de la ventouse dans leur analogie avec ceux des sangsues, afin de faire ressortir de cette analyse, les preuves de la préférence que mérite le premier de ces deux moyens thérapeutiques. J'engage les personnes qui désireraient acquérir à cet égard des notions plus étendues, à consulter un mémoire intéressant présenté à l'académie des sciences, en 1818, par le docteur Gondret; elles y trouveront en même tems la description d'une ventouse à pompe, imaginée par cet estimable praticien, pour remédier aux inconvéniens nombreux de la ventouse ordinaire.

De la Saignée.

Je crois inutile de décrire la manière de pratiquer la saignée, cette opération exigeant nécessairement une démonstration pratique; je vais seulement indiquer ce que doit faire la garde un jour de saignée, et les accidens qu'elle doit redouter.

On doit attendre, pour saigner un malade, que la digestion soit parfaitement achevée; quelquefois cependant on est forcé, par la gravité des circonstances, de le faire peu d'instans après le repas; l'estomac alors se débarrasse par une violente indigestion.

Lorsque cette opération aura été ordonnée, préparez-y le malade par une diette de quelques heures; disposez d'avance toutes les pièces de l'appareil, qui consiste en un peu de charpie rapée ou d'amadou, une ou deux compresses, et une bande à deux chefs : plus une large soucoupe pour recevoir le sang, les linges nécessaires pour garnir le lit, de l'eau, des serviettes, et tout ce qu'il faut pour prévenir une défaillance; je suppose que le chirurgien sera muni de *sa ligature*, longue bande de laine ou de toile neuve qui sert à serrer le bras pour gonfler les veines.

Examinez ensuite si rien de particulier ne se présente dans l'état du malade, afin que de son côté l'homme de l'art voie s'il est nécessaire de suspendre son opération.

Si rien ne s'oppose à ce qu'elle ait lieu, faites asseoir le malade dans un fauteuil, ou dans son lit, les reins et les épaules bien appuyés, et son bras placé de la manière la plus commode pour le chirurgien; fendez la manche de la chemise, si elle n'est pas très-large. Lorsqu'il sera question d'une saignée de pied, vous placerez le malade sur le bord de son lit, les jambes pendantes en dehors, les reins appuyés contre le dossier d'une chaise renversée, et vous ajouterez aux objets désignés ci-dessus un pédiluve, une serviette pour essuyer les jambes, et un linge ployé en plusieurs doubles, pour couvrir les genoux du chirurgien.

Pendant l'opération vous recevrez le sang; si le malade se trouve mal, vous vous ocuperez de le faire revenir, pendant que l'opérateur en modérera de son côté le jet: immédiatement après vous donnerez à celui-ci les diverses pièces de l'appareil; vous ferez prendre un bouillon au malade, après l'avoir couché, et vous porterez le sang dans un lieu frais, pour le conserver jusqu'à l'arrivée du médecin.

Pendant les vingt-quatre heures qui suivront la saignée, engagez le malade à se tenir en repos, le bras à moitié fléchi; examinez fréquemment si la bande ne se dérange pas, afin d'y remédier de suite, sans toucher au reste de l'appareil; si le sang continue à couler avec abondance, enlevez l'appareil après avoir fait une ligature un peu serrée, immédiatement au-dessus; lavez la piqûure avec de l'eau et du vinaigre; pansez-la avec un petit tampon de charpie rapée, recouvert d'un morceau d'amadou; assujettissez l'appareil un peu ferme, et enlevez la ligature.

Si le malade se plaint de lancées, ou de douleurs surnaturelles, ou si en passant le doigt sur l'endroit de la piqûure, vous sentez une espèce de tumeur, prévenez-en le médecin ou le chirurgien. Vous pourrez desserrer l'appareil au bout de deux ou trois jours, si le malade éprouve de ces démangeaisons qui annoncent la cicatrisation; mais vous l'empêcherez de se gratter, d'arracher l'escarre, et vous conserverez le bandage jusqu'à ce que la cicatrice soit parfaite. Enfin vous ne lui donnerez pendant la première journée, que des alimens légers, et en petite quantité.

Quelquefois le médecin confie à une garde intelligente le soin *de rouvrir la veine* : pour cela faire, examinez s'il n'existe aucune circonstance contre-indicatoire de la saignée; alors, après avoir enlevé l'appareil, lavez doucement la plaie pour faire couler le sang; et si cela ne suffit pas, cherchez à en écarter les bords, en appuyant légèrement le pouce et l'index droits, sur les côtés; mais sans faire d'efforts. Vous vous comporterez ensuite en tous points, comme si vous aviez fait une saignée.

CHAPITRE IX.

DES PRÉPARATIONS MÉDICAMENTEUSES QUI PEUVENT ÊTRE CONFIÉES AUX GARDE-MALADES.

Deux choses essentielles sont à considérer dans l'emploi des médicamens; la qualité des drogues qui les composent, et leur bonne confection. La première de ces deux conditions devient inutile si la seconde n'est pas parfaitement remplie. Or, comme il est un grand nombre de médicamens que l'on est dans l'usage de préparer chez soi, ce soin doit faire une partie essentielle du service de la garde.

Les hommes de l'art rangent les médicamens en deux grandes classes: savoir, les *magistraux* et les *officinaux*. Ceux-ci, composés d'après des formules authentiques adoptées par tous les praticiens, se trouvent tout confectionnés dans les pharmacies ou *officines* : les autres ne se préparent qu'au fur et à mesure des besoins ; soit parce qu'ils ne sont pas de nature à se conserver, soit parce que le médecin est obligé de modifier leur composition, selon la nature du mal, l'âge, le tempérament, etc., beaucoup d'entr'eux peuvent être préparés sans le ministère du pharmacien, et ce sont ceux-là seuls qui, sous le nom de médicamens magistraux domestiques, feront l'objet de ce chapitre.

On trouvera, sous le rapport de l'économie, un grand avantage à les confectionner soi-même. En effet, les sucs d'herbes, par exemple, pris chez l'apothicaire coûtent 30 centimes l'once, ce qui fait 1 franc 20 centimes la dose en la supposant de quatre onces : en les préparant chez soi, on aura pour 20 centimes une énorme quantité d'herbes, et l'on bénéficiera de 1 franc. Le petit-lait se vend 1 franc 50 centimes la pinte, tandis qu'une pinte et demie de lait ne vaut pas plus de 60 ou 75 centimes ; et encore, en clarifiant le petit-lait de campagne, on aurait une boisson tout aussi bonne, et moins chère.

Mais en divulgant ainsi les bénéfices des pharmaciens, je suis loin de vouloir leur en faire un reproche : les matières premières qui sont la base de leur commerce, ont pour la plupart une valeur intrinsèque si mince, qu'ils ne pourraient jamais faire honneur à leurs affaires, s'ils se contentaient d'un gain proportionné à cette valeur. D'ailleurs, bien que le nombre des pharmaciens soit limité, il est encore beaucoup trop considérable. Il faut convenir, d'un autre côté, qu'ils sont sujets à des pertes majeures soit par les crédits qu'ils accordent, soit par le zèle désintéressé avec lequel ils fournissent les secours de leur art à l'indigence.

Les raisons que je viens de faire valoir en faveur des médicamens domestiques, seront d'un grand poids auprès des personnes peu fortunées; mais il en est une autre qui sera goûtée de tout le monde : c'est que l'on est bien plus sûr de la qualité de ces médicamens, que de ceux qui ont été confectionnés au dehors. Le pharmacien le plus renommé pour sa probité et ses talens ne peut tout faire par lui-même, et n'a-t-on pas vu plus d'une fois la préparation d'une potion purgative, d'un suc d'herbes, confiée aux soins d'un élève assez peu scrupuleux pour confondre ensemble plusieurs prescriptions renfermant à peu près les mêmes substances, quoique dans des proportions différentes, et donner ainsi le même médicament à chacun des malades?

Ne voit-on pas aussi quelques pharmaciens, aveuglés par une basse cupidité, employer dans leurs préparations des drogues avariées, qu'ils ne pourraient ou n'oseraient vendre en nature? Je sais que ces abus sont heureusement rares, mais il suffit qu'ils soient possibles pour que l'on cherche à s'en garantir.

Règles générales à observer dans la confection des Médicamens.

Les substances dont on se propose d'extraire les principes médicamenteux ont besoin de subir une série d'opérations préparatoires: mondez de leurs racines et de leurs parties pourries les plantes fraîches, et lavez-les, pour les dépouiller de la terre ou des insectes qu'elles peuvent avoir retenus: ratissez les racines, et fendez-les en deux, pour les débarrasser de leur cœur ligneux, qui est sans vertus; dépouillez de leur enveloppe les oranges, citrons, pommes, coings et autres fruits de ce genre; divisez-les par quartiers, pour en enlever les pépins; rejetez les calices des fleurs, comme inutiles; époussetez les substances sèches, et lavez celles que vous ne pourrez nettoyer autrement.

Réduisez en fragmens les substances solides, afin qu'elles se laissent pénétrer plus facilement par le liquide qui leur servira de véhicule : on hache grossièrement ou l'on froisse dans les mains les plantes fraiches; on brise celles qui sont sèches; les grosses racines fraiches se coupent par tranches minces; les plus menues se divisent en petits morceaux; enfin on concasse les choses qui résisteraient au couteau.

Pour les médicamens qui se préparent à l'aide du feu, le degré de cuisson est proportionné à la nature des ingrédiens, et à la quantité des principes essentiels que l'on veut extraire. La simple infusion suffit pour les fleurs, et autres substances tendres et délicates que l'eau pénètre aisément : pour celles dont on tient à conserver le parfum, qu'une chaleur trop prolongée dissiperait; et pour toutes celles qui contiennent des principes âcres que l'on ne veut pas dissoudre. Les substances parfaitement inodores, qui ne contiennent rien de volatil, celles qui se laissent pénétrer difficilement, peuvent et doivent être soumises à la décoction.

Pénétrez-vous bien de cette vérité, que du degré de coction dépend la bonne confection d'un médicament. Telle substance préparée par infusion, purgera doucement et sans douleurs, tandis que sa décoction produira l'effet diamétralement opposé, ou causera des tranchées, ainsi qu'on le remarque dans l'usage du séné, de la rhubarbe ou de la coloquinte: la racine de réglisse, si souvent employée pour donner aux tisanes une saveur agréable, les rend âcres et amères si on la fait bouillir. Une infusion ne perdra aucun des principes efficaces des substances médicamenteuses : une décoction bien faite, quoique plus chargée que l'infusion, sera limpide et se digérera en général avec facilité; si on la prolonge trop long-tems, elle perdra beaucoup de ses vertus, se clarifiera difficilement, et formera un breuvage dégoûtant et lourd à l'estomac.

On ne peut déterminer le tems que doit durer une décoction, puisque cela dépend du degré de consistance des ingrédiens; mais quand ceux-ci sont très-durs, il faut les diviser le plus menu possible, et les laisser tremper pendant quelques heures, afin de les ramollir et de pouvoir les faire bouillir moins long-tems.

Si vous étiez chargé de préparer une décoction composée d'un grand nombre de substances de diverses consistances, vous mettriez d'abord sur le feu les plus dures, les bois, les écorces et racines ligneuses; quelques instans après, les racines charnues sèches, telles que la patience ou la guimauve, et successivement les écorces et racines fraiches, les fruits charnus secs ou frais, les plantes sèches, les herbes fraiches; et enfin vous ajouteriez en retirant le vase du feu, les fleurs, les racines de gentiane ou de rhubarbe, les follicules de séné et toutes les substances âcres et aromatiques, pour laisser infuser le tout chaudement pendant deux ou trois heures.

Faites cuire les chairs d'animaux lentement et long-tems ; écrasez les écrevisses et les limaçons : ceux-ci ne doivent bouillir que le tems nécessaire pour leur faire rendre la première écume, afin que la décoction ne soit pas trop visqueuse ; les écrevisses perdraient par l'ébullition une portion de leurs vertus, que l'on conserve en les faisant simplement infuser. Les pulpes de casse ou de fruits, la manne et le miel, n'auraient pas besoin de bouillir ; mais quelques instans d'ébullition leur font rendre un peu d'écume, et la décoction en est beaucoup plus limpide. On enferme dans un nouet de linge fin la graine de lin, et les poudres qui ne doivent pas rester dans la liqueur.

Les infusions et décoctions se passent avec ou sans expression, au travers d'une chausse de laine blanche, d'une étamine, ou d'un linge serré que l'on mouille légèrement, afin qu'il ne donne pas *le goût de linge.*

Des Infusions.

J'ai indiqué sommairement, dans l'article précédent, le but de l'infusion; il me reste à enseigner la manière de bien exécuter cette opération, en prenant pour exemple l'infusion du thé : mettez dans un vase à infusion ou théière, de la contenance d'une pinte environ, une cuillerée à café de thé; versez par-dessus une petite quantité d'eau bien bouillante, et laissez développer les feuilles pendant cinq ou six minutes, après lesquelles vous achèverez de remplir la théière, que vous couvrirez hermétiquement : après avoir de nouveau laissé infuser pendant quelques minutes, passez sans expression.

Ce thé, beaucoup plus faible que celui des gourmets, convient mieux aux malades. On prépare de la même manière les infusions de camomille, de tilleul, de menthe, d'anis; en un mot toutes celles de fleurs, de plantes et de semences aromatiques, ce qui leur fait donner le nom *d'infusions théiformes*. Beaucoup de personnes préparent leurs infusions en un seul tems; mais il est reconnu qu'alors elles ont un parfum moins agréable. Les plantes inodores fraiches, telles que la chicorée, se jettent dans l'eau bouillante au moment de la retirer du feu.

Tisane ou infusion anti-scorbutique. Coupez en tranches minces une once de racine de raifort; froissez légèrement dans les mains une poignée de cresson de fontaine, autant de feuilles de cochléaria; versez sur le tout une pinte d'eau bouillante, et couvrez hermétiquement. Lorsque la liqueur sera refroidie, vous la passerez, en exprimant légèrement le marc, et la tiendrez dans un endroit frais.

Des Décoctions.

Le mécanisme de la décoction consiste à faire bouillir dans le liquide prescrit, les substances dont on veut retirerles principes médicamenteux, d'après les règles générales indiquées précédemment. On appelle simple, la décoction d'une seule ou de plusieurs substances qui n'exigent qu'un même degré de cuisson; on nomme composée celle que l'on est obligé de faire en plusieurs tems. Celle-ci prend le titre d'apozème, lorsqu'elle contient beaucoup de principes médicamenteux sous un petit volume.

Il est des décoctions que l'on ne peut obtenir parfaitement claires, qu'en les clarifiant au blanc d'œuf. Voici la manière de s'y prendre : mettez, dans un vase qui aille au feu, un ou deux blancs d'œufs par pinte de liqueur à clarifier, battez-les avec un demi-verre d'eau, que vous ajouterez petit à petit, jusqu'à ce qu'ils soient bien montés en mousse; délayez cette mousse avec la décoction, plutôt froide que chaude, faites bouillir le tout à petit feu, jusqu'à ce que la liqueur soit parfaitement claire et le blanc d'œuf entièrement coagulé à la surface; écumez hors du feu, et passez. Toutes les tisanes se font par infusion ou décoction.

Décoction simple d'herbes émollientes. Faites bouillir parties égales de feuilles de mauve, de pariétaire, de poirée, ou de betterave dans suffisante quantité d'eau : lorsque ces herbes seront assez cuites pour s'écraser entre les doigts, passez en exprimant légèrement. Cette décoction s'emploie ordinairement en fomentations ou en lavemens : dans le dernier cas on peut y faire fondre du savon rapé, du sel de cuisine; si l'on veut le rendre purgatif, on y mèle deux onces d'huile.

Décoction ou eau de riz. Faites bouillir une cuillérée à bouche de riz bien lavé, dans suffisante quantité d'eau. Retirez du feu lorsque le riz s'écrasera facilement entre les doigts; ajoutez un peu de réglisse effilée, et passez après un quart-d'heure d'infusion. Cette décoction conserve une apparence laiteuse, due au mucillage fourni par le riz; elle dépose promptement, mais il faut la remuer avant de l'employer.

Décoction d'orge composée. Faites bouillir un paquet de chiendent dans une pinte et demie d'eau, pendant cinq à six minutes; jetez-y alors une forte cuillerée à bouche d'orge mondée lavée à l'eau bouillante; ajoutez, lorsque celle-ci sera crevée, deux onces de miel; écumez; retirez du feu; ajoutez une forte pincée de capillaire et un peu de zeste de citron; passez sans exprimer, après un quart-d'heure de repos.

Tisane de chicorée composée. Froissez une forte poignée de chicorée sauvage, effilez un petit bâton de réglisse, coupez par tranches minces un citron dépouillé de sa peau, et jetez sur le tout une pinte et demie de décoction simple d'orge ou de chiendent : passez avec expression au bout d'une demi-heure. Vous pouvez, si vous l'aimez mieux, exprimer le suc du citron. Ces deux tisanes peuvent former la boisson ordinaire dans un grand nombre de maladies qu'il ne m'appartient pas de désigner.

Décoction de kinkina. Jetez dans une pinte d'eau bouillante, une demi-once de bon kinkina rouge concassé; après quelques minutes d'ébullition, laissez infuser chaudement pendant quatre ou cinq heures si vous n'êtes pas pressé, et tirez à clair : si la décoction ne doit pas être employée en boisson, vous pourrez la laisser bouillir une demi-heure, et la passer de suite. Si le médecin a prescrit de l'écorce d'orange ou de l'anis, vous jetterez l'une ou l'autre de ces substances dans le vase, en le retirant du feu.

Tisane royale ou décoction sudorifique composée. Prenez salsepareille hachée, bois de gayac rapé, racine de squine coupée par tranches, de chaque une once : après douze heures d'infusion à froid dans quatre pintes d'eau ; faites bouillir à petit feu dans un vase couvert, jusqu'à réduction d'un quart : ajoutez alors une demi-once de séné, un quart d'once de rhubarde concassée ; retirez du feu au bout de quelques secondes : jetez dans la décoction une demi-once de réglisse effilée, autant de sassafras coupé en petits morceaux, un quart-d'once de coriandre concassé, et couvrez hermétiquement le vase. Après deux heures de repos vous exprimerez le suc de deux citrons, vous passerez à froid, et vous tirerez de nouveau la liqueur à clair au bout de quelques heures.

Décoction laxative. Prenez racines de chicorée sauvage, de patience, de polypode de chêne, coupées par tranches, de chaque une demi-once ; faites bouillir dans une pinte et demie d'eau jusqu'à réduction du quart : ajoutez alors une forte poignée de chicorée amère, retirez le vase du feu, et jetez-y une once de séné, un quart d'once d'anis vert ; passez avec expression, après trois ou quatre heures d'infusion, et ajoutez la quantité de sel purgatif ou de sirop qui aura été prescrite. Les exemples ci-dessus suffiront pour enseigner la manière de préparer toutes le tisanes les plus composées : les deux dernières sont de véritables apozèmes.

Des Bouillons.

Les bouillons médicamenteux ne sont autre chose que des tisanes, dans la composition desquelles il entre du beurre ou des matières animales; ils se préparent donc absolument d'après les mêmes principes que les autres décoctions. Les pharmaciens les plus scrupuleux se servent de bains-marie en étain, munis d'un couvercle à vis. On peut sans inconvénient se servir de tout autre vase, pourvu qu'il soit parfaitement couvert et que le feu soit bien modéré.

Bouillon aux herbes. Faites bouillir lentement, dans deux pintes d'eau, les herbes suivantes : feuilles de laitue, ou de chicorée blanche, de poirée, d'oseille, de pourpier, de chaque une poignée : lorsque les herbes seront cuites, ajoutez une poignée de cerfeuil ou de cresson, très-peu de beurre, et une pincée de sel : passez en exprimant, après deux heures d'infusion.

Bouillon de veau ou de poulet. Faites cuire à petit feu, dans une pinte et demie d'eau, une demi-livre de veau maigre (la tranche ou le jarret); ou bien un poulet très-maigre, dont vous aurez enlevé la tête, le foie, le gésier, les intestins, et brisé les os : ajoutez, deux heures après, une ou deux poignées des herbes indiquées ci-dessus; quand celles-ci seront cuites, vous jeterez dans le bouillon un peu de chicorée amère, avec une pincée de sel, si le médecin ne l'a pas défendu; vous laisserez refroidir le bouillon pour le dégraisser, et vous le passerez ensuite sans expression.

Bouillon de mou de veau. Faites cuire dans trois pintes d'eau un petit mou de veau entier, dont vous laisserez pendre le cornet hors du vase, et terminez ce bouillon comme le précédent. En le faisant cuire entier, le mou de veau se dégorge par le conduit que vous y avez laissé, du sang, des mucosités dont il est rempli, et le bouillon sera infiniment plus agréable à boire. Mais si vous avez besoin d'une moindre dose de bouillon, vous ne prendrez que la quantité de mou nécessaire, et vous clarifierez la liqueur au blanc d'œuf.

Bouillon de limaçons. Ayez trente ou quarante gros limaçons de vigne pour une pinte et demie d'eau, mettez-les à sec dans un vase couvert, avec une poignée de sel de cuisine, pour les faire dégorger : au bout de vingt-quatre heures lavez-les à plusieurs eaux fraiches, écrasez-les dans leurs coquilles, et jetez le tout dans votre bouillon, lorsque les autres ingrédiens seront cuits. Après quelques instans d'ébullition, retirez du feu, enlevez l'écume, ajoutez les choses qui doivent infuser, s'il y en a, et passez le bouillon refroidi. Beaucoup de personnes, croyant donner plus de vertus à ce bouillon, ne font pas dégorger les limaçons, mais cette méthode n'a d'autre effet que de le rendre fort épais et fort dégoûtant.

Bouillon d'écrevisses. Ces animaux entrent quelquefois dans la composition des bouillons concurremment avec le veau ou le poulet, et avec des végétaux aromatiques. On les concasse dans un mortier de pierre, on les jette, avec les autres matériaux de l'infusion, dans le bouillon, que l'on retire immédiatement du feu pour le laisser reposer à couvert.

On fait entrer souvent aussi dans les bouillons médicamenteux des racines ou des graines: les premières se mettent en même tems que la viande, lorsqu'elles sont sèches et dures; la guimauve et les racines charnues doivent cuire un peu plus que les herbes. On est dans l'usage de farcir le poulet avec l'orge ou le riz, ou bien on met ces graines quand le bouillon est à moitié fait.

De quelques autres Boissons médicamenteuses.

Eau pannée. Jetez sur une croûte de pain grillée lentement, une pinte d'eau chaude: passez au bout d'une demi-heure, sans exprimer, et ajoutez un peu de sucre ou de sirop.

On peut aromatiser cette boisson avec deux cuillerées à café d'eau de fleur d'orange, ou bien avec un peu de zeste de citron infusé avec le pain.

Limonade cuite. Ecorcez et coupez en tranches minces un ou deux citrons. Jetez-y dessus une pinte d'eau bouillante, ajoutez la quantité de sucre nécessaire, et passez la limonade refroidie. Si vous voulez de la limonade crue, contentez-vous d'exprimer dans une pinte d'eau froide le suc de vos citrons, après les avoir ramollis entre les mains, sucrez et passez de suite. Dans l'un ou l'autre cas, vous frotterez le sucre sur les citrons pour l'imprégner de leur huile essentielle qui fournit un parfum fort agréable. L'orangeade se prépare absolument de la même manière. Il est bon d'observer que la limonade cuite prend de l'amertume si le citron n'a pas été parfaitement privé de son écorce blanche et de ses pépins.

Hydromel et oxicrat. Faites bouillir dans une pinte d'eau deux onces de beau miel; après l'avoir écumé, ajoutez si vous le voulez un peu de zeste de citron en retirant le vase du feu : vous aurez de l'oxicrat, si vous ajoutez à la liqueur refroidie, une ou deux cuillerées de bon vinaigre. L'hydromel a besoin d'être tiré à clair après quelques heures de repos.

Eau de chaux. Sur une quantité quelconque de chaux vive, versez par aspersion un peu d'eau, jusqu'à ce que la pierre soit entièrement réduite en poudre : continuez alors d'ajouter de l'eau en remuant le mélange, jusqu'à ce que de pâteux qu'il était, il soit devenu liquide et blanc comme du lait. Enlevez au bout de deux ou trois jours l'espèce de croûte qui surnage ; soutirez, filtrez la liqueur, et conservez-la dans des bouteilles ou dans une cruche de grès. Cette eau doit être parfaitement limpide, et s'emploie ordinairement coupée avec une autre boisson.

Eau de goudron. Délayez une livre de goudron fin dans dix à douze pintes d'eau froide ; tenez la cruche à l'abri de la poussière, remuez le mélange deux fois par jour pendant une semaine ; soutirez après quarante-huit heures de repos, et filtrez. Beaucoup de personnes, au lieu de soutirer la liqueur, la laissent sur son marc, et ajoutent de l'eau fraiche à mesure qu'elles prennent de celle de la cruche. Une livre de goudron peut durer ainsi fort longtems; mais elle ne tarde pas à ne fournir à l'eau qu'une saveur âcre, fort désagréable.

Potions purgatives. Ces médicamens n'étant autre chose que de véritables apozèmes, préparés le plus souvent presque sans ébullition, je me contenterai d'en donner un seul exemple qui pourra servir pour tous les autres cas. Mettez dans une petite casserolle, sur un feu doux, deux gros de rhubarbe concassée, et environ deux verres d'eau ou d'infusion de chicorée; lorsqu'elle commencera à bouillir, couvrez le feu, et laissez infuser pendant dix minutes; ajoutez alors deux gros de séné, que vous ferez infuser à peu près le même espace de tems. Enfin jetez dans l'infusion deux onces de manne en larmes et une demi-once de sel de Glaubert. Laissez encore le vase sur les cendres chaudes jusqu'à ce que la manne soit fondue, et passez en exprimant légèrement lorsque la médecine sera refroidie.

Si vous employez de la manne en sorte, moins pure que l'autre, vous la mettrez sur le feu en même tems que la rhubarbe, et vous enlèverez l'écume avant de mettre le séné. Si le médecin prescrit de la casse en bâton, ou d'autres substances plus longues à cuire que la rhubarbe, vous mettrez celle-ci dans la décoction quelques minutes avant le séné.

Petit-lait simple. Pour obtenir environ une pinte de cette boisson, faites chauffer à petit feu dans une casserolle de terre, une pinte et demie de bon lait de vache ou tout autre, selon l'ordonnance; lorsqu'il commencera à bouillir, jetez-y petit à petit un gros de crême de tartre, en remuant avec une cuiller de bois jusqu'à ce qu'il ait complètement tourné. Retirez alors la casserolle, laissez reposer pendant quelques instans, passez sans exprimer, et laissez égoutter le caillebot, qui retient encore beaucoup de petit-lait. Pendant ce tems là, préparez comme il est dit ci-dessus (Voy. *Décoction*), deux blancs d'œufs, auxquels vous ajouterez encore un peu de crême de tartre pour achever de précipiter la partie blanche du lait; placez de nouveau la casserolle sur un très-petit feu, jusqu'à ce que la liqueur soit parfaitement claire; laissez refroidir à moitié, passez et laissez égoutter sans exprimer. Ainsi préparé, le lait sera d'une limpidité parfaite et d'une teinte tirant sur le jaune verdàtre: s'il conservait la moindre nébulosité, ce serait une preuve que l'opération a été malfaite, ou que le petit-lait a resté trop longtems sur le feu la seconde fois, ce qui a donné à une portion des flocons formés par le blanc d'œuf le tems de se dissoudre.

La crême de tartre, ou le fort vinaigre, à la dose d'une cuillerée à bouche, sont les intermèdes les plus commodes pour la confection du petit-lait; mais ils lui communiquent une acidité qui n'est pas toujours sans inconvéniens, et le vinaigre en particulier lui laisse une saveur qui déplaît à beaucoup de malades. Ces raisons engagent quelquefois les médecins à préférer la présure ou la fleur de chardonnette: on délaie vingt-cinq ou trente grains de la première de ces deux substances dans deux ou trois cuillerées d'eau, ou bien on fait infuser à peu près la même dose de chardonnette dans une demi-tasse d'eau bouillant, et l'on mélange l'une ou l'autre de ces liqueurs avec le lait ; mais je le répète, rien n'est préférable à la crême de tartre quand elle n'est pas interdite.

Quelquefois le petit-lait doit servir de véhicule à une décoction ou à une infusion : dans le premier cas on ne le clarifie qu'après avoir achevé la décoction ; dans le second, après l'avoir clarifié on met dans la chausse les substances à infuser, et on le passe bouillant ; mais si ces substances contiennent des principes volatils, comme les plantes anti-scorbutiques, par exemple, on les met dans un vase clos, et l'on verse par-dessus le petit-lait filtré et bouillant.

Préparations de Lichen et de Mousse de Corse.

Prenez une once de lichen d'Islande, faites-le bouillir pendant quelques instans avec une pincée de cendre enfermée dans un linge fin, jetez le tout sur un tamis de crin; enlevez le nouet de cendre, et jetez de l'eau froide sur le lichen pour le laver: faites-le cuire ensuite à petit feu dans une pinte d'eau, jusqu'à ce qu'il s'écrase aisément entre les doigts. Lorsque la liqueur sera un peu refroidie, passez en exprimant légèrement, et ajoutez deux ou trois onces de sucre blanc ou de sirop. Vous aurez alors une décoction très-mucilagineuse, d'une saveur qui n'est pas désagréable, sur-tout si on l'aromatise avec de l'eau de fleur d'orange ou un peu de zeste de citron, et qu'on la coupe avec du lait. On pourrait la convertir en gelée en la faisant réduire.

Pour préparer une bonne gelée de lichen, faites comme ci-dessus une décoction de quatre onces de cette plante dans une pinte et demie d'eau, et faites-y infuser sur la fin un zeste de citron. Après l'avoir passée, remettez-la sur le feu avec une demi-livre de sucre et un blanc d'œuf fouetté; lorsque le sirop aura jeté quelques bouillons, retirez-le du feu pour laisser reposer l'écume, que vous enleverez doucement avec une écumoire, et mettrez égoutter sur un tamis, afin de ne pas perdre une portion assez considérable de sirop qu'elle retient.

Cela fait, remettez la casserolle sur un feu très-doux, que vous diminuerez à mesure que le mélange épaissira, de crainte qu'il ne brûle: remuez sans discontinuer, sur-tout sur la fin de l'opération; essayez de tems en tems votre gelée, en en mettant refroidir quelques gouttes sur une assiette au grand air, et aussitôt que vous la verrez d'une bonne consistance versez-la dans des petits pots, que vous couvrirez au bout de vingt-quatre heures. Cette gelée bien faite se conserve assez long-tems pourvu qu'elle n'ait pas d'air; voilà pourquoi il vaut mieux la mettre dans des pots de quatre onces au plus, et n'en entamer jamais plus d'un à la fois. Les doses ci-dessus vous donneront environ une livre de gelée, qui ne vous reviendra à peu près qu'à 1 fr. 50 c. Les pharmaciens la vendent plus du double.

La mousse de Corse se prépare en infusion, après avoir été lessivée comme le lichen. On en fait aussi une espèce de gelée très-commode, pour faire prendre aux enfans ce médicament désagréable. Pour cela on fait cuire, comme ci-dessus, quatre onces de mousse de Corse; on fait le sirop avec une livre et demie de sucre blanc et une chopine de bon vin blanc, et on termine l'opération comme la précédente; mais l'on obtient une pâte épaisse plutôt qu'une véritable gelée.

Le lichen est doué d'une amertume presque insupportable, qu'un léger lessivage lui enlève entièrement. Le même procédé fait perdre à la mousse de Corse un goût saumâtre fort désagreable.

Des Sucs de végétaux.

Toutes les parties de la plante fraiche sont susceptibles de fournir une quantité quelconque de sucs; les feuilles, les fleurs et les fruits sont celles qui en donnent le plus. Le moyen employé pour les obtenir est toujours le même, c'est-à-dire que quelle que soit la portion de la plante dont on veut extraire le suc, on la broie et on la presse ensuite. Mais la nature du végétal exige souvent des préparations accessoires.

Ainsi, par exemple, il suffit de piler les

herbes tendres et très-âqueuses, telles que le pourpier, la laitue, la chicorée nouvelle; il faut à mesure que l'on pile des plantes plus sèches ou qui fournissent un suc visqueux, comme les mauves, y ajouter un peu d'eau. Les racines glisseraient sous le pilon et se broyeraient mal si on n'avait la précaution de les raper, ou tout au moins de les couper en tranches très-minces et de les piler avec les herbes.

On monde les fleurs de leur calice, les fruits de leurs raffles et noyaux; on ôte les pépins des fruits charnus, tel que le coing; on coupe leur chair en morceaux; on dépouille de leur enveloppe les fruits à écorces, mais on laisse aux autres leur peau, dans laquelle réside la plus grande partie de leur parfum. Les herbes et racines se nettoyent comme pour les décoctions.

Quelle que soit la portion du végétal dont on veuille extraire le suc, il faut la ceuillir au moment où elle doit en rendre davantage. Les herbes inodores sont plus juteuses avant la floraison; les plantes aromatiques se prennent en fleurs parce que leur parfum est alors plus développé ; les fleurs se cueillent au commencement de leur épanouissement ; les fruits, en pleine maturité, à moins que l'on ne préfère un suc acide et de nature à se conserver : les racines suivent à peu près l'âge de la plante ; les vieilles ne fournissent presque rien.

Les sucs récemment exprimés sont troubles, épais, et formeraient pour la plupart un breuvage fort désagréable, si on n'avait la précaution de les *dépurer* ou clarifier; opération qui se pratique de plusieurs façons, selon que ces sucs sont âqueux, inodores, acides ou aromatiques.

Les premiers, lorsqu'ils sont très-fluides, n'ont pas besoin d'être dépurés; il suffit de les laisser reposer au frais pendant la nuit, et de les filtrer au papier gris ou à la chausse de laine au moment de les employer. Les sucs plus épais se délayent à froid avec un blanc d'œuf battu, et se clarifient ensuite comme les décoctions.

Les sucs acides se clarifient d'eux-mêmes,

par une fermentation lente. Pour cela, il suffit de les laisser reposer pendant quelques jours dans un endroit frais et de les filtrer ensuite. Quant aux sucs aromatiques ils exigent un procédé particulier que je décrirai plus loin. Les exemples suivans rendront plus sensible ce qui précède.

Sucs d'herbes communs. Prenez la quantité que vous voudrez de feuilles de laitues, de pissenlit, de bette et de pourpier : hachez grossièrement ces herbes après les avoir épluchées, lavées et égouttées. Jetez-les à mesure dans un mortier de pierre, amortissez-les avec un pilon de bois, et pilez-les sans eau, jusqu'à ce qu'elles soient réduites en une sorte de pâte liquide, que vous exprimerez le plus fortement possible à travers une toile neuve. Si vous voulez que ce suc ne perde rien de la saveur ni des vertus des plantes qui l'ont fourni, contentez-vous de le filtrer au papier gris, après l'avoir laissé déposer pendant la nuit à la cave; mais si vous tenez à l'avoir parfaitement limpide, clarifiez-le au blanc d'œuf.

Sucs anti-scorbutiques. Préparez, comme ci-dessus, parties égales de feuilles de cochléaria, de cerfeuil et de cresson de fontaine; d'un autre côté, ratissez légèrement et rapez un morceau de racine fraiche de raifort sauvage, en prenant garde de perdre le jus qu'il pourra rendre pendant cette opération; pilez le tout ensemble, et exprimez le suc comme ci-dessus. Comme les plantes anti-scorbutiques contiennent toutes un principe volatil qu'il est très-essentiel de conserver, voici la meilleure manière de clarifier leur suc : remplissez-en aux trois quarts une bouteille de verre blanc très-mince, que vous coifferez d'un parchemin mouillé, et plongez-la à plusieurs reprises dans l'eau bouillante. A mesure que la liqueur s'échauffera, vous verrez la partie verte se séparer en grumeaux floconneux et la clarification s'opérer d'elle-même. Lorsqu'elle sera parvenue au point où vous la désirez, faites refroidir le suc brusquement en plongeant la bouteille dans l'eau fraiche, et filtrez dans un entonnoir garni de papier gris, et couvert. Les sucs de plantes aromatiques se clarifient tous de même.

En préparant les sucs anti-scorbutiques, il faut détourner la tête de dessus le mortier où l'on pile les herbes, afin d'éviter les picotemens incommodes que l'on ne tarderait pas d'éprouver dans les yeux. Il faut sur-tout mettre la plus grande promptitude dans tous les tems de cette opération, et ne filtrer la liqueur qu'après son parfait refroidissement. Si vous y ajoutez, comme cela arrive souvent, le suc d'une orange aigre, ou d'un autre fruit acide, vous emploirez pour la dépuration le procédé suivant.

Suc de groseilles. Dépouillez de leur rafles une quantité quelconque de groseilles bien mûres, et écrasez ces fruits dans un vase de porcelaine ou de fayence avec une cuiller de bois ; ils rendront leur suc avec plus de facilité, si avant de l'exprimer au travers de la toile vous laissez reposer pendant quelques heures. Versez le suc dans une caraffe assez grande pour qu'elle ne soit remplie qu'aux trois quarts environ. Portez la à la cave, bientôt il s'établira une légère fermentation, la liqueur contractera un parfum très-prononcé et se divisera d'elle-même en deux parties, dont l'une épaisse, visqueuse, occupera le fond du vase; l'autre limpide, d'une belle couleur rose, se séparera aisément de son marc par le soutirage. Ce suc, coupé avec de l'eau et édulcoré forme une boisson très-agréable, surtout si l'on a mêlé aux groseilles des fraises ou des framboises.

Tous les sucs acides se clarifient de la même manière que celui-ci; cette opération ne demande guère moins de vingt-quatre heures, et souvent plusieurs jours. Avant d'exprimer les oranges ou les citrons on rape la superficie jaune de leur écorce pour la mélanger dans le suc.

Des Emulsions.

Les émulsions sont de véritables sucs laiteux que l'on retire des semences huileuses, dites émulsives, telles que les graines de courge, de melon, de concombre, les amandes, noisettes, pistaches, pignons doux, etc. On les pile avec de l'eau, sans quoi elles ne rendraient que de l'huile pure: mais auparavant on écorce les graines, et l'on pèle les amandes ou leurs analogues, de la manière suivante. On les ramollit à l'eau chaude jusqu'à ce que la peau se détache avec facilité; on les presse une à une entre les doigts, et on les fait tomber à mesure dans l'eau froide. Cette opération ne doit se faire qu'au moment d'employer les amandes, car elles ne tarderaient pas à rancir. Les graines de courge, concombre, melon et citrouille, que l'on appelle les quatre semences froides, se trouvent chez les herboristes tout écorcées. Les semences rances donnent à l'émulsion une saveur détestable, qui change totalement la vertu du médicament; il importe donc de les choisir très-fraiches.

Emulsion simple. Concassez dans un mortier de marbre, après les avoir mondées, une poignée de semences froides, de pistaches, ou d'amandes douces, parmi lesquelles vous en mettrez une douzaine d'amères. Ajoutez un peu de sucre ou quelques gouttes d'eau, pour empêcher que l'huile ne se forme; continuez à piler, en ajoutant de l'eau petit à petit, jusqu'à ce que la pâte n'ait plus l'apparence graveleuse : ajoutez alors le reste de la quantité prescrite du liquide, qui doit être d'une pinte. Exprimez fortement au travers d'une toile serrée; pilez le marc avec une portion de l'émulsion, passez de nouveau, réunissez les deux liqueurs; édulcorez l'émulsion et ajoutez-y une cuillerée d'eau de fleurs d'orange; si l'on préfère le parfum du citron, on pilera avec les amandes un peu de sucre de citron, ou du zeste de ce fruit. On aura une émulsion de pistaches d'une belle couleur verte, si on l'édulcore avec le sirop violat, auquel on ajoutera quelques gouttes d'eau de chaux.

Le lait d'amandes a beaucoup de ressemblance avec le lait des animaux: comme lui il se recouvre en peu d'instans d'une espèce de crême quand on le laisse en repos; comme lui il tourne promptement, et ne peut pas se conserver plus de douze heures en été, même dans un lieu frais. Les émulsions composées se font avec des décoctions ou des infusions que l'on doit employer froides; ou bien par l'addition d'un sel, d'une poudre ou de toute autre substance médicamenteuse miscible à l'eau.

De la coction des Cataplasmes.

J'ai parlé ailleurs (Voy. *Topiques*) des conditions que doit offrir un cataplasme bien confectionné, il me reste à expliquer la manière de les obtenir. Les plantes fraiches et les racines charnues que l'on y fait entrer, doivent être préalablement bouillies et réduites en pulpe ; on enveloppe dans un papier mouillé les oignons de lis et on les fait cuire sous la la cendre avant de les écraser; on emploie en décoction, ou l'on réduit en poudre les substances sèches ou ligneuses; enfin les onguens, les corps gras, s'incorporent dans le cataplasme quand il est cuit. Les cataplasmes ont besoin de cuire lentement et long-tems.

Cataplasme émollient. Prenez des feuilles de mauve, de pariétaire, de chaque une forte poignée, de racine de guimauve deux onces: faites cuire dans suffisante quantité d'eau, les herbes hachées et la racine coupée en morceaux; passez la décoction, que vous mettrez de côté, pilez le marc jusqu'à ce qu'il soit réduit en pulpe; d'un autre côté, délayez dans la décoction ce qu'il faudra de farine de lin pour en faire une bouillie très-claire, à laquelle vous ajouterez la pulpe des herbes; remettez le mélange sur le feu, et faites le cuire jusqu'à consistance d'une pâte molle bien liée, en remuant toujours de crainte qu'il ne brûle. S'il doit entrer des têtes de pavots dans ce cataplasme, on les fait cuire à moitié, et l'on ajoute les herbes et la racine.

Cataplasme anodin. Faites cuire dans de bon lait, de la mie de pain émiettée le plus fin possible; ajoutez sur la fin, la quantité prescrite de safran réduit en poudre, et un ou deux jaunes d'œufs quand le cataplasme sera cuit. Ce cataplasme aigrissant très-promptement, il n'en faut préparer que peu à la fois.

Cataplasme de quinquina. Faites bouillir une once de quinquina dans une pinte d'eau; délayez dans cette décoction trouble, suffisante quantité de farine de lin, faites cuire en consistance de cataplasme, ajoutez sur la fin une demi-once de camomille en poudre; laissez refroidir le cataplasme à moitié, et incorporez-y un gros de camphre dissous dans une once d'esprit de vin. Ce cataplasme ne peut se réchauffer, par rapport au camphre qui se volatiliserait : on peut n'ajouter celui-ci qu'à mesure du besoin.

CHAPITRE X.

ALIMENTATION DES MALADES.

Examen des propriétés diététiques des substances alimentaires.

Au médecin seul appartient de prescrire le régime alimentaire. Mais les personnes chargées d'en surveiller l'observance ne pourront y apporter le discernement nécesssaire, si elles n'ont pas elles-mêmes les premières notions de la diététique.

Ces connaissances doivent porter spécialement sur le choix des alimens, quant à leur nature, à leur qualité, à leur quantité; et sur la préparation de ces mêmes alimens : quant à leur nature, on doit préférer ceux qui se prêtent le mieux au travail de la digestion.

La digestion peut être considérée comme une véritable coction que les alimens reçoivent dans l'estomac par l'intermède du suc gastrique, au moyen de la chaleur naturelle. Or, l'on sait que la coction est d'autant plus facile, que les substances soumises à son action ont été mieux divisées. Les alimens les plus faciles à digérer sont donc ceux qui offrent un tissu moins serré, et qui s'amalgament le mieux avec ce suc : ils doivent d'un autre côté stimuler assez fortement l'estomac pour qu'il leur fournisse la chaleur nécessaire; voilà pourquoi les alimens très-rafraichissans sont généralement indigestes.

Le premier travail de la digestion se fait dans la bouche. Les dents de devant coupent l'aliment en plusieurs morceaux; les autres le broyant ensuite avec la salive, en forment une espèce de pâte qui passe dans l'estomac pour y être délayée dans le suc gastrique et recevoir le degré de coction nécessaire avant de passer dans la circulation. Il est bien évident que cette pâte se délaiera d'autant plus promptement qu'elle aura été mieux broyée et imbibée de salive : les personnes dont l'estomac est faible ont donc besoin de mâcher lentement et long-tems.

Une même espèce d'aliment admet des qualités différentes. Persuadez vous bien qu'il y a de l'avantage à choisir toujours la meilleure : une demi-livre de viande de première qualité nourrit mieux les personnes délicates qu'une livre de basse viande. Mais les hommes robustes, dont l'estomac a besoin d'être fortement occupé, doivent préférer la quantité à la qualité quand ils ne peuvent réunir l'une et l'autre. Il faut aussi, autant que possible, que chaque chose soit mangée en son tems ; car, celles que l'on conserve pour les manger hors de saison, perdent beaucoup en qualité.

Il est fort difficile, pour ne pas dire impossible, de déterminer rigoureusement la quantité d'alimens que doit prendre un malade auquel on veut rendre les forces. Il faut en cela consulter un peu la nature, tout en prenant garde de s'en laisser imposer par des besoins factices. Le dictum populaire, *ce que l'on mange avec plaisir ne fait jamais de mal*, est vrai jusqu'à un certain point ; mais la gourmandise en abuse quelquefois. Il faut choisir parmi les alimens permis au malade, celui qui lui plaît le plus, et le laisser manger jusqu'à ce que l'appétit commence à être satisfait, sans jamais attendre qu'il le soit complètement.

Si ce que l'on mange avec plaisir fait rarement du mal, il est rare aussi que ce que l'on mange à contre-cœur fasse du bien : c'est donc à tort que l'on pense hâter le rétablissement d'un malade en cherchant à forcer son appétit. *Ce n'est pas ce qu'il mange qui le nourrit, mais bien ce qu'il digère.* On préviendra d'ailleurs le dégoût en mettant quelque variété dans la nourriture.

Toutes les substances qui nous servent de nourriture sont fournies par le règne végétal ou par le règne animal. L'usage exclusif des premières, relâche et raffraichit; les personnes qui ne vivent que de végétaux supportent mal les grandes fatigues et sont sujettes aux aigreurs et aux vents. Le régime animal est beaucoup plus substantiel; les personnes qui en abusent sont exposées aux maladies putrides, et à tous les accidens occasionnés par la surabondance du sang et de la bile.

Jetons maintenant un coup-d'œil sur les propriétés diététiques des principales substances alimentaires dont l'usage peut être permis aux malades.

De la Fécule et du Sucre.

Tous les végétaux contiennent, dans des proportions qui varient à l'infini, de la fécule, du sucre, de l'eau, et un parenchyme fibreux qui n'a par lui-même aucune vertu nutritive.

La fécule pure est une substance analogue à l'amidon, blanche, légère, fade, sans odeur; susceptible d'acquérir par le concours de l'humidité et de la chaleur, un volume considérable; et se dissolvant parfaitement dans l'eau chaude, avec laquelle elle forme une espèce de gelée très-nourrissante. Bien cuite, elle se digère avec beaucoup de facilité; mais lorsqu'elle n'a pas acquis par la coction tout le volume qu'elle peut prendre, elle occasionne des gonflemens pénibles. La fécule est adoucissante, rafraichissante; son extrême solubilité la rend très-propre à la nourriture des convalescens.

Le sucre répandu dans tous les autres végétaux, est absolument de même nature que celui que l'on retire de la canne ou de la betterave. Très-soluble dans l'eau et dans le suc gastrique, il facilite la digestion des substances auxquelles il est associé; mais comme il fait entrer très-promptement en fermentation celles qui ont pour base la fecule, les alimens farineux, dans lesquels il entre comme assaisonnement, sont sujets à donner des vents et des aigreurs s'ils tardent trop à être décomposés par le travail de la digestion.

Quoique très-nourrissant, le sucre sert moins d'aliment que d'assaisonnement: comme tel, il donne du ton et de la chaleur à l'estomac, ce qui le rend très-propre à faire digérer les alimens froids. Son usage convient donc mieux à l'estomac paresseux des vieillards qu'à celui des enfans, qui jouit encore de toute son énergie.

Le miel a beaucoup d'analogie avec le sucre, et possède la plupart de ses propriétés, outre quelques-unes qui lui sont particulières. Une saveur qui lui est propre le rend peut-être moins agréable que le sucre, comme assaisonnement. En revanche, il donne promptement de l'embonpoint à ceux qui en font leur nourriture; mais il pèse quelquefois sur l'estomac, fermente beaucoup, et donne des flatuosités : il échauffe moins que le sucre, et entretient la liberté du ventre.

De tous les principes immédiats des végétaux, le sucre et la fécule sont les seuls qui servent directement à l'alimentation; d'où il s'ensuit que les végétaux les plus riches en l'une et l'autre de ces substances sont aussi les plus nourrissans, de même que ceux qui contiennent beaucoup d'eau sont froids et relâchans. Le parenchyme sert d'enveloppe aux autres principes : c'est une masse spongieuse, qui seule, chargerait l'estomac d'un poids inutile.

Sagou, Salep, Riz, Gruau, Marrons, Pommes de terre, Céréales.

Le sagou, le salep, le tapioca, l'arrow-rowt, presqu'entièrement composés de fécule pure, sont éminemment propres à rétablir les estomacs épuisés par une cause quelconque : le gruau d'orge ou d'avoine, et le riz, possèdent les mêmes vertus. Quelques-unes de ces substances sont pulvérulentes, et se mêlent facilement à l'eau bouillante. Les autres sont en grains. Si l'on fait cuire ces dernières dans l'eau, elles commencent par se ramollir, gonflent, crèvent, et finissent par se dissoudre, de manière à former une espèce de gelée ou *crème*. C'est dans cet état qu'elles sont le plus propres à servir de nourriture aux malades; un peu plutôt, leur fécule n'aurait pas acquis tout son développement (Voy. *Fécule*).

Le MAÏS donne une nourriture aussi saine que substantielle, lorsqu'il est parfaitement cuit, ce qui exige plus de tems que pour les fécules pures. La farine de maïs que l'on trouve à Paris a besoin d'être passée au tamis de soie, parce qu'elle est fort mal bluttée.

La CHATAIGNE ou *Marron*, extrêmement abondante en fécule et en sucre, est très-riche en principes nutritifs; mais les estomacs faibles la digèrent difficilement, à moins qu'elle n'ait été réduite par la coction en une véritable *crème*. Alors elle se mêle aisément au suc gastrique, et devient une ressource infiniment précieuse pour les tempéramens qui ont besoin d'être restaurés. Il en est à-peu-près de même de la pomme de terre; cependant celle-ci, même réduite en purée, se digère plus lentement et ne nourrit pas autant que la châtaigne, parce qu'elle a plus de parenchyme et moins de sucre.

Les CÉRÉALES. On nomme ainsi toutes les graines qui fournissent de la farine propre à faire le pain : elles contiennent, outre beaucoup de fécule, un principe particulier visqueux, tenace, insoluble, que l'on nomme gluten. Cuites dans l'eau, elles fournissent en grande quantité une pâte ou bouillie plus opaque et moins légère que les crêmes de fécule. La bouillie nourrit beaucoup, mais passe difficilement, parce que le gluten résiste à l'action dissolvante du suc gastrique.

Si l'on fait roussir légèrement les farines au four, le gluten éprouve un commencement de décomposition qui le rend plus soluble. Ces farines désséchées sont plus légères, absorbent une plus grande quantité d'eau, et forment une pâte moins glutineuse que dans leur état naturel. Elles sont donc préférables pour faire des bouillies.

Les habitans de nos campagnes qui font un fréquent usage de cet aliment, se donnent rarement la peine de torréfier leur farine : ils sont en général grands et forts, mais lourds et paresseux. Il est certain que les enfans qui ne vivent que de bouillie ont le ventre gros, des indigestions fréquentes, et une grande propension au carreau.

Du Pain et des autres alimens que l'on prépare avec la farine.

Si après avoir pétri la farine avec de l'eau, on laisse reposer la pâte pendant quelques heures, elle fermente, se boursoufle, et acquiert une acidité qui la rend impropre à servir d'aliment.

Pour faire un bon pain, on pétrit une petite quantité de cette pâte, ou *levain*, avec de la farine ; la fermentation marche alors plus rapidement : le gluten décomposé se dissout ; la fécule et le sucre se combinent d'une manière plus intime ; la pâte devient plus légère en augmentant de volume, et tournerait bientôt à l'aigre si l'on n'arrêtait la fermentation à tems, en faisant aussitôt cuire le pain.

Ce nouvel aliment a acquis des propriétés nouvelles : de lourd et mat qu'il était à l'état de pâte, il est devenu volumineux, léger, spongieux. A quantités égales, il nourrit moins que la farine, moins encore que la fécule ; il se digère plus lentement que celle-ci, mais plutôt que l'autre. Il convient aux estomacs pour lesquels la fécule est trop légère.

Si l'on a pétri la pâte *molle*, c'est-à-dire avec beaucoup d'eau, le pain sera très-spongieux, et rempli de grandes cavités ; c'est ce que l'on appelle à Paris, *pain mollet*. Si l'on a pétri *ferme*, il sera criblé *d'œils* très-petits, très-rapprochés : plus compact, moins léger que le premier il sera plus substantiel, mais il exigera une mastication plus parfaite.

La bonne confection du pain dépend de trois conditions principales : il faut que la pâte ait été pétrie pendant long-tems, la fermentation bien conduite, et qu'il soit cuit à point.

Peu cuit, il n'offrirait qu'une masse de pâte visqueuse et indigeste; trop cuit, il serait moins nourrissant et désagréable au goût.

Dans l'examen des propriétés diététiques de cet aliment, on doit distinguer la croûte de la mie; le pain frais du pain rassis, le pain grillé de celui qui ne l'est pas.

La croûte, plus cuite que la mie, est plus savoureuse, se broie mieux sous les dents, et se digère plus promptement, tant parce qu'elle est plus légère, que parce qu'elle excite davantage les forces digestives. Elle absorbe beaucoup de salive pendant la mastication. La mie donne de l'embonpoint, ce qui prouve qu'elle nourrit beaucoup. Les malades doivent préférer un pain où l'une et l'autre sont en proportions à peu-près égales.

Pendant les premières vingt-quatre heures de la sortie du four, le pain offre dans son intérieur une masse visqueuse, élastique, pesante, presque imperméable à la salive, et par conséquent difficile à digérer. Plus tard, elle perd par l'exsication la plupart de ces mauvaises qualités, devient plus légère, s'imbibe mieux et se broie parfaitement. Le pain de la veille est par conséquent plus sain que celui du jour ; cependant, comme celui-ci est plus agréable au goût, on peut le permettre aux malades, pourvu qu'il ait très-peu de mie. Le pain trop rassis se mâche difficilement, et quant au pain sortant du four, il est le plus indigeste de tous les alimens.

Le pain grillé ayant perdu toute son humidité, devient une véritable éponge qui absorbe une énorme quantité de salive et gonfle beaucoup dans l'estomac. C'est un fort mauvais aliment si on le mange sec ; mais si on le trempe dans un liquide quelconque, il l'aspire promptement, renfle beaucoup, et finit par se briser. Dans cet état, il n'a presque plus besoin du travail de la mastication, se digère aisément, et fournit une nourriture aussi substantielle que salutaire pour les malades. Les soupes ne sont autre chose que du pain trempé, et personne n'ignore que cet aliment est le plus nourissant comme le plus sain de tous.

Le pain de fleur de farine de froment est

le meilleur sous tous les rapports. Le mélange d'un quart de farine fine de seigle lui donne un goût agréable, et le conserve plus long-tems frais. Le pain de seigle a en outre des propriétés rafraichissante et laxative dont la médecine tire quelquefois parti. Les autres céréales ne fournissent qu'un pain grossier, lourd et indigeste.

En résumé, le pain destiné à la nourriture des malades doit être bien *boulangé*, bien cuit, léger, d'une croûte unie et croquante, plutôt rassis que trop frais. Les boulangers de Paris fabriquent des petits pains mollets fort allongés, et des pains de gruau, qui sont les uns et les autres excellens. Les premiers, très-légers, trempent parfaitement, et conviennent d'ailleurs aux malades qui ont besoin d'être peu nourris : les autres sont substantiels et fort agréables au goût.

Toutes les préparations connues sous le nom de *pâtisseries*, sont des plus pernicieuses : on n'en doit excepter que les échaudés et *les biscuits*, qui, pris en petite quantité, forment un aliment agréable et sain, fort commode pour les malades que l'on veut habituer par degrés à une alimentation plus solide.

Enfin on prépare encore avec la farine des pâtes à potages fort nourrissantes : les convalescens se trouvent assez bien de l'usage de la semoule et du vermicelle bien cuits ; mais les lourds macaronis et leurs analogues ne peuvent convenir qu'aux estomacs les plus robustes.

Légumes secs et frais.

Les haricots, pois, fèves, lentilles et autres graines légumineuses, sont composées d'une farine plus lourde, plus savoureuse que celle des céréales, et entièrement dépourvue du principe nécessaire à la fermentation panaire. Ces graines sont fort indigestes ; la prodigieuse quantité de vents qu'elles occasionnent, semble particulièrement due à leur enveloppe, qui se brise très-difficilement pendant le travail de la digestion. On en est moins incommodé lorsqu'elles sont réduites en purée, ou simplement écrasées. Mais c'est dans tous les cas une mauvaise nourriture pour les malades.

Les petits pois verts, et les jeunes féves de marais dépouillées de leur enveloppe, sont recherchées des gourmets. C'est un aliment plus agréable que nourrissant, dont les malades doivent user avec circonspection, parce qu'il est venteux, sur-tout si, comme les Anglais, on ne fait cuire ces légumes qu'à moitié, pour conserver leur couleur. L'usage modéré des jeunes cosses de haricots verts bien cuites, ne peut qu'être utile aux malades à qui la diette végétale est permise.

L'asperge, le cardon et l'artichau, sont aussi salubres qu'agréables au goût. Le premier de ces végétaux possède en outre des propriétés médicales assez marquées, attestées par les qualités particulières qu'il communique aux urines des personnes qui en ont mangé; l'asperge est dépurative, diurétique, et passe pour légèrement échauffante. L'artichaut, en raison des proportions de fécule qu'il renferme, peut être regardé comme la plus nourrissante des plantes légumineuses vertes. Le topinambour et la patate qui lui ressemblent beaucoup par le goût, ont à peu près les mêmes propriétés.

La COURGE et le potiron sont très-sucrés, rafraichissans, et nourrissent presqu'autant que l'artichau, quand on leur a enlevé par l'évaporation une grande quantité de leur eau. L'usage de ce légume ne doit être permis qu'aux tempéramens qui ont besoin d'être rafraichis ou relâchés. Quant au concombre, ses qualités indigestes doivent le faire exclure de la table des malades, à moins que le médecin n'en juge autrement.

Le SALSIFIS ou scorsonère, et le panais, sont, après la pomme de terre, les plus nourrissantes des racines légumineuses. Elles sont très-faciles à digérer, et passent pour dépuratives, sudorifiques et légèrement toniques. Le panais, doué d'une saveur très-aromatique, est plus souvent employé comme assaisonnement que comme aliment.

La CAROTTE possède à peu de choses près les mêmes propriétés alimentaires que le scorconère; on lui attribue en outre une vertu dépurative, et celle de *faire couler la bile*. La betterave est adoucissante, laxative et rafraichissante; elle nourrit moins que les carottes et ne se digère pas toujours aussi bien. Le navet, extrêmement venteux, est par là même impropre à la nourriture des malades ; mais il est souvent employé avec succès dans la composition des bouillons adoucissans. Il convient sur-tout à la suite des affections de poitrine et des maladies inflammatoires.

Des Herbes potagères.

Toutes les herbes que nous mangeons crues, assaisonnées en salade, sont indigestes, venteuses, et ne fournissent presque rien à l'alimentation. Le cresson seul, et plus rarement la chicorée verte et tendre, sont quelquefois prescrits aux malades, encore est-ce plutôt en raison de leurs vertus dépuratives et anti-scorbutiques, que comme aliment.

La Poirée, l'oseille, les épinards, la laitue, la chicorée perdent par la coction leurs propriétés malfaisantes ; elles conservent cependant quelquefois celle de donner des vents quand elles n'ont pas été hachées. Ces herbages conviennent aux tempéramens qui ont besoin d'être relâchés, tandis que leur usage serait nuisible aux convalescens qui ont besoin d'être restaurés. On peut leur appliquer à tous l'adage si connu sur les épinards; et si parfois ils pèsent sur l'estomac, il faut attribuer cet effet à la grande quantité de graisse dont on les assaisonne, car cet effet est plus rare si on les accommode au jus ou au beurre.

Le CHOU est sans contredit le plus indigeste des végétaux, quoique l'on parvienne cependant à le rendre un peu moins malfaisant en le faisant cuire à moitié dans l'eau, avant de l'accommoder. La médecine attribue au chou rouge une vertu pectorale qui le fait admettre quelquefois dans le régime des malades: le petit chou dit de *Bruxelles*, et le chouffleur blanc paraissent un peu moins venteux que les autres. Mais en général tous les végétaux de la famille des choux ne doivent être permis aux malades que par le médecin.

Des Fruits crus, cuits, confits.

Les fruits en général ont beaucoup d'analogie, quant à leurs propriétés diététiques, avec les végétaux herbacés. A un petit nombre d'exceptions près, ils nourrissent très-peu, relâchent, rafraichissent, et fatiguent promptement l'estomac des personnes qui en abusent: autant l'usage modéré des fruits bien mûrs est salutaire pendant les grandes chaleurs, autant est pernicieux leur excès, ou l'usage des mauvais fruits. Les fruits verds sont indigestes, venteux, et donnent beaucoup d'aigreurs.

Les fruits acides, parmi lesquels on peut compter les oranges, les citrons, les cerises, les groseilles, l'épine-vinette, sont les moins nourrissans de tous. Ils désaltèrent, rafraichissent, font couler la bile et les urines. Ces fruits, et sur-tout leur suc, sont utiles pendant le cours des maladies inflammatoires, putrides, scorbutiques; ils sont employés en pareil cas plutôt comme médicament que comme aliment. Pendant la convalescence, il faut les assaisonner avec du sucre, et n'en user que très-sobrement, parce qu'ils rallentiraient trop l'accroissement des forces.

Les fruits doux sont en général plus nourrissans que les précédens, propriété qui est subordonnée chez eux aux proportions plus ou moins grandes de sucre qu'ils contiennent. Ainsi, par exemple, le figue, la datte, le raisin, qui en sont abondamment pourvus, sont très-nourrissans, et d'une facile digestion. On leur accorde d'ailleurs des propriétés adoucissante, pectorale et laxative. L'usage du raisin est très-salutaire, pourvu que l'on en use modérément et que l'on rejette la peau, parce que sans cette double précaution, il occasionne des flatuosités que suit bientôt le dévoiement.

L'Abricot, la prune de reine-claude, la pèche, se dissolvent parfaitement dans le suc gastrique, sur-tout si on les mange avec un peu de sucre et de vin. La pèche a particulièrement besoin de cet assaisonnement, qui en corrige un peu la froideur. Le duvet dont ce fruit est recouvert contribue à en faciliter la digestion, en opérant sur les membranes de l'estomac une sorte de titillation qui en éveille la sensibilité.

L'usage des fraises et des framboises est souvent recommandé pas les médecins comme calmant, diurétique, et adoucissant; mais comme ces fruits sont très-froids, il est beaucoup de personnes qui ne peuvent en manger sans éprouver des douleurs d'estomac, à moins qu'elles n'y mêlent du vin et du sucre.

La POMME a une chair compacte difficile à digérer : la coction la rend à la fois plus soluble, plus sucrée, et un peu laxative. C'est alors un aliment très-convenable pour les tempéramens délicats qui ont besoin d'être relâchés. Il en est de même des poires dures : mais toutes celles qui sont fondantes peuvent être assimilées à la prune ou à l'abricot, pour leurs propriétés diététiques.

Le MELON compte plusieurs variétés plus ou moins sucrées, et dont les propriétés diffèrent dans la même proportion : le cavaillon est plus sain que le cantalou ; celui-ci que le maraicher. En général, ce fruit, aussi agréable par son parfum que par sa saveur sucrée, est trop froid pour beaucoup d'estomacs, et c'est avec raison que l'on a l'habitude de l'assaisonner de poivre et de sel. On permet quelquefois aux malades le cavaillon avec un peu de sucre.

Les NOIX, avelines, amandes et toutes les

émulsives ne se dissolvent que très-imparfaitement dans le suc gastrique. D'un autre côté, l'huile qu'elles renferment en abondance, rancissant promptement, leur communique une saveur âcre qui excite la toux. Sous tous les rapports c'est un très-mauvais aliment.

La dessication, en dépouillant les fruits de leur eau de végétation, permet au sucre de se concentrer tellement, que souvent, comme dans la figue et le raisin, il se montre sous la forme concrète. Dans cet état, ils sont par conséquent plus doux, plus nourrissans, moins froids, et se digèrent mieux qu'à l'état frais. Mais ceux que l'on mange avec leur peau, tels que la prune, donnent beaucoup de flatuosités, inconvénient que l'on évite en les faisant cuire.

Les fruits cuits acquièrent à peu près les mêmes propriétés que les fruits secs; ils sont les plus digestibles de tous, parce que l'action du feu les a considérablement ramollis. Le sucre que l'on y ajoute, soit comme assaisonnement, soit pour les conserver sous forme de confitures, les rend plus nourrissans, et convient très-bien aux fruits très-froids, ou acides.

Les confitures sont d'une très-grande ressource pour les malades; elles leur fournissent une grande variété d'alimens agréables, légers et salubres, tant que l'on n'en fait pas abus; car alors elles occasionnent des aigreurs, des flatuosités et plusieurs autres accidens, sur-tout chez les enfans. Dans le régime des convalescens, elles ne doivent entrer que comme accessoires, concurremment avec des alimens plus substantiels.

Du Chocolat.

Cette pâte, composée de l'amande du cacao broyée avec du sucre et des aromates, convient beaucoup aux estomacs délabrés, que son usage rétablit en peu de tems, et aux personnes dont la poitrine est délicate. Le chocolat est tonique, échauffe et resserre un peu, nourrit beaucoup, mais passe difficilement chez certaines personnes.

Cette dernière propriété du chocolat est due à la grande quantité *de beurre* de l'amande du cacao. La torréfaction, en lui en faisant perdre une portion, donne en même tems au chocolat une saveur brûlée qui le rend plus stimulant : à mesure que l'on prolonge cette opération, le cacao noircit, devient moins nourrissant, mais plus facile à digérer. La pâte que l'on prépare avec le cacao fortement grillé, convient donc mieux aux personnes qui digèrent cet aliment avec difficulté. Le chocolat espagnol, moins torréfié, est plus moëlleux, plus adoucissant, et flatte davantage le palais des gourmets.

Le sucre que l'on fait entrer dans la composition du chocolat, facilite la solution du beurre de cacao, les aromates dont on le parfume, contribuent aussi à le rendre plus digestible ; mais ils le rendent un peu échauffant, et c'est vraisemblablement la seule raison qui a valu la dénomination de chocolat de santé à celui qui n'est pas aromatisé.

Il est peu de substances plus sujettes aux falsifications que le chocolat, et il est essentiel de le bien choisir. Cet aliment est aussi devenu l'excipient d'une foule de substances médicamenteuses ou alimentaires; telles que le lichen, la limaille, le salep, etc. etc. Ces préparations sont pour la plupart fort défectueuses, et dépourvues des bonnes qualités du véritable chocolat. Mais M. Bardel, à Paris (rue de Richelieu, n.° 15), est parvenu à combiner l'osmazôme avec le chocolat, de manière à en faire un aliment sain, agréable, éminemment pectoral et stomachique, très-propre à rétablir les estomacs les plus délabrés, et ceux sur-tout des personnes qui ne peuvent digérer le chocolat ordinaire.

Gélatine, Osmazôme et Corps gras.

La gélatine forme la partie la plus soluble et la plus substantielle des matières animales. Elle est fade, légère et sans odeur; comme la fécule elle est susceptible de convertir en une masse tremblante un énorme volume d'eau bouillante. C'est cette solution de la gélatine que l'on appelle *gelée*, et qui prend le nom de *bouillon* si on y ajoute de l'eau jusqu'à la rendre liquide.

La gélatine rafraichit à peu près autant que la fécule : elle nourrit beaucoup et se digère sans difficulté; aussi les bouillons et gelées sont-ils le meilleur restaurant des estomacs délabrés. Les os doivent à la grande quantité de gélatine qu'ils contiennent, la propriété de donner un bouillon beaucoup plus *corsé*, quoique moins savoureux que celui de viande.

La gélatine pure, telle que les os la fournissent, ne communique aucune saveur au bouillon; mais dans la viande, elle est combinée à un principe particulier très-soluble à l'eau, jouissant d'une saveur qui lui est propre, et que la coction développe : ce principe est l'osmazôme, et c'est lui qui donne au bouillon un parfum particulier, aux chairs rôties ce fumet qui les rend si agréables au goût. L'osmazôme ne nourrit pas par elle-même, mais elle aide à la digestion en donnant du ton à l'estomac : la chaleur la volatilise promptement; c'est pourquoi les viandes cuites à vases clos conservent plus de parfum que les autres. Les viandes les plus riches en gélatine et en osmazôme, sont tout à la fois les plus nourrissantes, les plus faciles à digérer, et les plus restaurantes.

Les cuisiniers donnent le nom *de jus* au

suc que les viandes rôties rendent pendant leur cuisson : mais le vrai jus, le seul qui réunisse toutes les qualités désirables, découle de la viande pendant qu'on la découpe. Celui-ci en conserve toute la couleur et les propriétés ; l'autre, à moitié brûlé, est un suc épais, brun, âcre et plus ou moins amer. Le vrai jus est un composé d'osmazôme, de gélatine et d'eau ; il est tonique et très-riche en élémens nutritifs.

La graisse ne se dissolvant que très-imparfaitement dans le suc gastrique, est fort indigeste ; elle occasionne fréquemment des vents, des pesanteurs, des nausées ou maux de cœur, des rapports aigres ou brûlans. Interposée dans le tissu même de la viande, elle lui donne de la délicatesse, de la tendreté, et passe mieux ; elle est un signe non équivoque de sa bonne qualité ; car une viande maigre provient toujours d'un animal qui a souffert ; celle-ci est dure, sèche, peu nourrissante, et se digère mal. On doit choisir pour l'usage des malades la viande la plus grasse, la mieux *entrelardée*, mais la dégraisser quand elle est cuite.

L'huile résiste autant que la graisse au travail de la digestion; mais comme elle est très-fluide, elle séjourne moins long-tems dans l'estomac, et n'y cause pas les mêmes désordres quand elle est bonne. Les personnes délicates ne doivent néanmoins en user qu'avec beaucoup de modération.

Le beurre, moins onctueux que les graisses et les huiles, se digère mieux. Il adoucit et relâche; mais il passe pour engendrer beaucoup de bile et de glaires quand on en abuse. Le beurre très-frais est le meilleur assaisonnement pour la cuisine des malades et convalescens.

Tous les corps gras contractent en vieillissant, un goût âcre et désagréable qui les rend fort mal-sains.

Du Laitage et des Œufs.

Tel qu'il sort du pis de l'animal, le lait nourrit, donne bientôt de la fraicheur et de l'embonpoint, adoucit, relâche et rafraichit. Quelquefois aussi il donne des aigreurs, des vents, dévoie ou constipe, occasionne des étourdissemens à peu près analogues à ceux que produisent les liqueurs fermentées : dans tous ces cas il est évident qu'il *n'a passé pas*, et l'on doit consulter le médecin avant d'en continuer l'usage, surtout si les mêmes effets se renouvellent avec opiniâtreté pendant plusieurs jours.

Le lait passe aussi pour *encrasser* l'estomac; mais il ne produit cet effet qu'aux personnes qui le digèrent mal. A mesure qu'il perd sa chaleur naturelle, le lait perd aussi de ses bonnes qualités : on les lui rend en partie en le faisant chauffer et y ajoutant un peu de sucre.

Le lait fraichement trait se recouvre bientôt d'une crême épaisse, onctueuse, sucrée, qui a toutes les propriétés du beurre, elle est sur-tout nourrissante et fort adoucissante. Après un nouveau repos de quelques heures, le lait tourne et se convertit en une eau trouble mélangée de flocons blancs, ou caillots qui forment le fromage.

Le fromage est une masse compacte, lourde et fort indigeste : quand on ajoute du sel ou des épices à cette pâte, et qu'on lui laisse le tems de se faire en vieillissant, elle acquiert de nouvelles propriétés; mais c'est moins alors un aliment proprement dit, qu'un assaisonnement fort âcre, qui fait manger le pain, mais qui ne convient nullement aux malades.

La crême, et le fromage frais, ou *caillé*, sont plus nourrissans et moins faciles à digérer que le lait naturel. Le petit-lait ne conserve aucune propriété nutritive; c'est de lui que le lait paraît tenir sa vertu rafraichissante. Les fromages dits *à la crême* n'étant autre chose que du caillé frais délayé avec du lait, ont à peu près les mêmes propriétés que celui-ci, et se digèrent généralement avec facilité.

Les potages au lait sont plus nourrissans que les potages à l'eau, et passent ordinairement très-bien chez les personnes qui ne peuvent digérer le lait pur. On prépare aussi avec le lait, les œufs et du sucre, des alimens légers, connu sous le nom de *crêmes*, fort agréables et très-sains pour les malades à qui le lait n'est pas défendu.

Le lait de vache, très-riche en beurre et en fromage, est le plus usité sous le rapport de l'alimentation; celui de chèvre vient après ; il donne plus de beurre que de fromage, et relâche moins que le premier. Le lait d'ânesse, fort sucré, mais très-léger, nourrit peu, et s'emploie plutôt comme médicament que comme aliment. Le lait de brebis est épais et fort lourd.

L'Œuf se compose de deux parties bien distinctes, ayant chacune des propriétés particulières, qui varient encore selon que l'œuf est cuit ou cru, frais ou vieux. Le blanc d'œuf avalé cru, passe intact dans les intestins : battu avec de l'eau et du sucre, il forme une boisson adoucissante et rafraichissante : cuit en consistance laiteuse, il nourrit, et se digère facilement ; plus cuit, il est fort indigeste et donne beaucoup de rapports.

Le jaune d'œuf crû ou cuit mollet, est un aliment fort léger, très-nourrissant, et d'une facile digestion ; mais si on le laisse durcir, il échauffe et se digère avec beaucoup de peine L'usage modéré des œufs très-frais, cuits à la mouillette, fait beaucoup de bien aux convalescens : leur abus finit par encrasser l'estomac et par constiper. L'œuf vieux est le plus détestable, comme le plus dangereux de tous les alimens.

La boisson si connue sous le nom de *lait de poule* possède toutes les qualités de l'œuf mollet; ses propriétés adoucissantes sont à la connaissance de tout le monde, mais il a l'inconvénient d'échauffer quand on en use trop fréquemment.

Viandes blanches, noires, faisandées.

On doit distinguer dans les viandes blanches, celles des animaux dont la chair se colore avec l'âge, de celles qui ne changent pas en vieillissant : les unes et les autres ayant peu d'osmazôme sont moins savoureuses, moins nourrissantes, fortifient moins, et rafaichissent davantage que les viandes noires.

La chair des jeunes animaux et celle de la tortue, sont presque entièrement composées d'une gélatine visqueuse et imparfaite, qui prend de la consistance avec l'âge. Ces chairs sont les moins nourrissantes de toutes, relâchent beaucoup, affaiblissent l'estomac au lieu de le fortifier, et ne conviennent, pendant la convalescence, qu'aux individus à qui le médecin croit devoir les prescrire. Quoique plus légères que les viandes noires, beaucoup de personnes les digèrent difficilement.

La chair du cochon, lourde, compacte, et imbibée d'une prodigieuse quantité de graisse, est excessivement indigeste. Elle ne convient, dans aucun cas, qu'aux estomacs les plus robustes.

La viande des animaux adultes à chair blanche, est légère, peu nourrissante, mais facile à digérer, rafraichit et relâche moins que celle des jeunes animaux; elle convient aux convalescens dont l'estomac n'est pas assez fort pour digérer les viandes noires, et qui n'ont d'ailleurs besoin que d'une faible nourriture.

D'après ce qui précède, il reste peu de choses à dire des viandes noires : il est aisé de s'apercevoir que celles-ci, contenant dans les proportions les plus convenables, l'osmazôme unie à une gélatine bien élaborée par la nature, doivent être tout à la fois les plus savoureuses, les plus nourrissantes, et les plus convenables aux tempéramens qui ont besoin d'être promptement restaurés. On en fait des bouillons très-savoureux et très-nourrissans; ceux que l'on retire des viandes blanches sont fades, légers, et s'emploient moins comme aliment que comme médicament.

L'âge et le sexe de l'animal influent beaucoup sur la qualité de sa chair : celle des femelles est molle sans être tendre; celle des vieux animaux et de ceux qui ont été épuisés par le travail est coriace, maigre, peu succulente; les unes et les autres sont indigestes. Il n'en est pas de même des animaux qui ont été élevés pour la boucherie; leur chair pleine de sucs, est ferme et tendre tout à la fois, se digère avec facilité, et donne une nourriture aussi saine que substantielle.

Les viandes fraichement tuées sont toujours un peu coriaces, et il convient de les laisser mortifier un jour ou deux avant de les manger, précaution nécessaire, sur-tout à l'égard des viandes noires. Si on les conserve plus long-tems, elles subissent un commencement de décomposition qui les attendrit davantage, et leur donne ce fumet *de faisandé* recherché par beaucoup de personnes: dans cet état, elles sont encore fort saines, pourvu que l'on ne donne pas à la putréfaction le tems de s'établir, car ce serait alors un véritable poison. La viande la plus fraiche, et d'un animal plutôt vieux que jeune, donne d'excellens bouillons, mais est peu agréable à manger.

Les issues que l'on sert sur nos tables n'ont pas les mêmes propriétés que la chair proprement dite: les têtes, les pieds, les parties tendineuses et cartilagineuses, contenant beaucoup de gélatine et peu ou point d'osmazôme, ont à peu près les mêmes qualités que la gélatine pure.

Les cervelles et ris sont légers, nourrissans et fort agréables au goût: la langue est plus délicate que la viande, dont elle possède d'ailleurs la plupart des propriétés nutritives: les rognons sont très-succulens lorsqu'ils ne sont pas trop cuits, mais d'un tissu compact qui les rend plus lourds que la viande.

Les intestins connus sous le nom *de gras double*, conviennent peu aux malades ; et quant au foie, il est beaucoup trop indigeste pour eux.

La viande destinée à l'usage des malades ou convalescens doit être mortifiée, sans sentir la venaison ; bien entrelardée, courte et ramassée ; d'une couleur rosée ou d'un rouge éclatant, selon qu'elle est d'un animal à chair blanche ou noire.

Volailles et Gibiers.

Les volailles de basse-cour ont, comme les quadrupèdes, la chair blanche ou noire. Celle des jeunes est plus délicate, plus tendre, plus légère, mais moins nourrissante et moins savoureuse que la viande de boucherie : celle des vieilles, peu agréable à manger, donne avec le bœuf, un bouillon excellent.

La chair du poulet est d'une digestion très-facile ; celle du dindon est un peu trop ferme ; et celle du chapon et de la poularde, trop grasse pour les estomacs très-faibles ; celle du lapin domestique peut être assimilée au dindon, mais elle a pour quelques personnes l'inconvénient de dévoyer.

Parmi les volailles à chair noire, l'oie est coriace quand elle est maigre, lourde et indigeste quand elle est grasse; le jeune canard l'est beaucoup moins. Le pigeon est excellent pour les convalescens à qui une nourriture un peu échauffante n'est pas défendue.

Les gibiers possèdent à un haut degré les propriétés stimulantes des viandes noires, dans la classe desquelles on peut les ranger tous. Leur chair, très-riche en osmazôme, est très-savoureuse; mais d'un autre côté, elle est en général maigre, sèche et coriace, à moins qu'elle ne soit bien mortifiée. Leur suc est très-restaurant.

Si l'on en excepte les levreaux très-jeunes, le perdreau, la jeune bécassine, l'alouette et la grive, les autres gibiers sont ou trop coriaces, ou trop gras pour les malades. On fait avec la vieille perdrix ou le lièvre, du bouillon excellent pour les estomacs délabrés.

Poissons et Coquillages.

Le poisson, quoique moins substantiel que la viande, l'est beaucoup plus que tous les végétaux : sa chair possède d'ailleurs une propriété stimulante, plus prononcée dans le poisson de mer que dans celui d'eau douce, qui le rend très-propre à rétablir promptement les convalescens qui ne peuvent manger de viande. Il y a beaucoup de choix à faire dans cette classe d'alimens.

Les poissons coriaces, tels que la raye, la lamproie ; ceux dont la chair est pesante, comme l'esturgeon, le thon ; ou huileuse, tels que l'anguille, le maquereau, le saumon, le hareng frais, la sardine, sont plus ou moins indigestes, et conviennent peu aux malades. Il en est de même de ceux qui vivent dans la vase.

Les poissons de mer ou de fleuves, dont la chair est tendre et légère, donnent au contraire une très-bonne nourriture. Tels sont d'abord, le merlan, la solle, la limande, le carlet, le rouget, la vive, la perche; puis le turbot, la carpe, la dorade, l'alose, le brochet, le cabillot ou morue fraiche. Le poisson connu en Provence sous le nom de *galinette* ou *grondin*, et que l'on appelle improprement *rouget* à Paris, est peu estimé, mais nourrissant et sain, quoique un peu lourd. Les marins retirent de plusieurs sortes de poissons cuits ensemble, un bouillon savoureux qui possède presque toutes les qualités réparatrices de celui de viande.

L'écrevisse fournit moins une chair nourrissante qu'un suc agréable, mais échauffant. la médecine considère le bouillon d'écrevisse comme un puissant restaurant.

Parmi le petit nombre de coquillages dont l'usage est quelquefois permis ou même prescrit aux convalescens, on distingue l'huître, l'oursin ou châtaigne de mer, et le clovis; ceux-ci mangés crus, sont délicats, faciles à digérer, très-propres à réveiller l'appétit et les forces des estomacs épuisés : on doit en user sobrement, à cause de la qualité échauffante de l'eau qui remplit leur coquille. Les autres sont pour la plupart, peu délicats et malsains : les coquillages cuits sont une très-mauvaise nourriture.

Le poisson et les coquillages se corrompent très-promptement : les plus délicats sont indigestes quand ils ont perdu leur première fraicheur, et deviennent de véritables poisons, à mesure que la corruption fait des progrès.

Boissons chaudes, aqueuses, fermentées.

L'effet le plus constant des boissons chaudes est de délabrer l'estomac ; elles empruntent en outre des qualités particulières, des substances dont on les compose : ainsi le thé échauffe ; il agite les personnes qui ont les nerfs délicats : chez la plupart il favorise la digestion; chez beaucoup d'autres, il la ralentit.

Le café est un excellent stomachique pour les tempéramens qui peuvent le supporter, mais il est fâcheux qu'il échauffe et agite encore plus que le thé. Le médecin seul peut déterminer les circonstances où son usage modéré peut être permis aux convalescens.

Le lait l'adoucit ; mais en corrigeant ce qu'il a de trop énergique, il lui ôte beaucoup de ses vertus, et le rend, en été sur-tout, plus débilitant que stomachique. Le café au lait, n'est bon que pour les personnes qui s'en sont fait une habitude ; il est plus contraire qu'utile à celles qui ont besoin d'une nourriture tonique, telles que les convalescens et les garde-malades.

L'usage modéré des boissons aqueuses est nécessaire pour favoriser la solution des alimens ; mais une boisson très-abondante les délaye trop, enlève à l'estomac une portion de la chaleur dont il a besoin ; le relâche, et le délabre en peu de tems. Les boissons aqueuses, que l'on recherche avec avidité pendant les grandes chaleurs, n'appaisent la soif que momentanément, et augmentent la sueur, en refoulant la chaleur du dedans au dehors.

Les boissons fermentées ayant toutes une propriété plus ou moins stimulante, entretiennent le ton et la chaleur de l'estomac, éveillent l'appétit, et corrigent la vertu trop débilitante des boissons aqueuses : leur abus occasionne les plus grands désordres dans toute l'économie animale. Les personnes délicates doivent mitiger l'une par l'autre ces deux sortes de boissons, et boire assez pour détremper convenablement leurs alimens, mais pas assez pour augmenter la faiblesse de leur estomac.

Les boissons fermentées le plus en usage sont le vin rouge ou blanc, la bière, le cidre, ou vin de fruits. Les vins sont en général éminemment toniques, puisque cette liqueur est dit-on *le lait des vieillards* : ils possèdent en particulier des propriétés diverses, dépendantes spécialement des proportions respectives d'esprit ou *alcool*, de tartre et d'acide, qu'ils contiennent.

Les vins très-spiritueux, sont chauds, sujets à porter à la tête et à attaquer les nerfs ; ceux où le tartre abonde, sont plus lourds à l'estomac que capiteux ; les vins acidules sont légers et froids : les vins les plus généreux, c'est-à-dire les plus propres à relever promptement les forces, sont ceux où l'esprit est combiné avec le tartre dans de justes proportions.

Ces deux principes se rencontrant en moindrè quantité que l'acide, dans les vins blancs, ceux-ci sont pour la plupart légers, peu toniques, rafraichissans, lorsqu'on n'en abuse pas; poussent aux urines, et agacent les nerfs. La propriété capiteuse des vins blancs mousseux provient moins de leur spirituosité, que d'un principe gazeux très-abondant qui monte promptement au cerveau.

Les vins liquoreux sont chauds, nourrissans, amis de l'estomac, et des poitrines délicates. La vétusté leur fait gagner en esprit ce qu'ils perdent en sucré.

Les vins nouveaux sont malfaisans sous tous les rapports; les jeunes vins sont austères, épais, foncés en couleur; à mesure qu'ils vieillissent, ils se dépouillent d'une grande quantité de tartre; pâlissent, prennent du moëlleux, deviennent plus spiritueux, plus généreux, plus salubres.

Les vins frelatés ne possèdent aucune des propriétés du vin naturel, même le plus médiocre; la plupart de ces mélanges, malsains pour les personnes bien portantes, sont quelquefois mortels pour les malades. Le vin le plus ordinaire, mélangé avec un peu de sucre, est infiniment préférable à ces vins de liqueur factices qui abondent chez tant de marchands au rabais, et dont les malades peu fortunés sont forcés de se contenter, faute de mieux.

La nature des climats et du sol influe beaucoup sur la qualité des vins. Les pays chauds donnent des vins très-spiritueux; les climats du nord des vins légers et froids; les terreins forts, des vins tartareux, épais, foncés en couleur. Les vins liquoreux de Madère, de Chypre, d'Espagne, sont les meilleurs pour les malades; ceux du midi de la France sont chauds, et amis de l'estomac, quand on leur a donné le tems de se dépouiller pendant quelques années : quelques qualités du Roussillon jaunissent en vieillissant, et acquièrent la bonté des meilleurs vins d'Espagne : les vins de l'Hermitage, de Côte-Rôtie, de Condrieux, des principaux cantons de la Bourgogne et du Bordelais, sont excellens pour la boisson habituelle des malades. Les vins de Bordeaux, très-agréables à boire, conviennent moins que ceux de Bourgogne aux estomacs froids : les vins des départemens septentrionaux, ceux de l'Allemagne et de la Hongrie, n'ont pas assez de chaleur.

La bière forte, bien houblonnée, est de toutes les boissons celle qui a le plus d'analogie avec le vin. Moins spiritueuse, elle emprunte du houblon la vertu stomachique qui lui manquerait par elle-même; elle n'échauffe pas autant que le vin, porte moins à la tête; pousse aux urines, nourrit, donne de l'embonpoint, et convient aux personnes qui n'ont pas l'habitude du vin, ou qui ne peuvent le supporter. La petite bière n'est qu'une sorte de tisanne fort agréable pendant les grandes chaleurs; mais plus propre, comme boisson alimentaire, à débiliter l'estomac, qu'à lui donner du ton, beaucoup de personnes sont incommodées de son usage. La bière mousseuse est extraordinairement venteuse et sujette à donner des coliques.

Le cidre que l'on boit le plus communément, n'ayant pas assez fermenté, est sujet à donner des tranchées et le dévoiement : le vieux cidre bien fait, est comparable aux meilleurs vins blancs, capiteux et sain. Les indigens de Paris, préparent avec des fruits secs une boisson de ménage légèrement fermentée, qui a tous les inconvéniens du cidre nouveau ; on la rendrait moins malsaine en y ajoutant environ un vingtième d'eau-de-vie.

Apprêts et Assaisonnemens.

Il est peu de substances alimentaires que l'on puisse manger telles que la nature les fournit. Presque toutes ont besoin de subir deux préparations, la coction et l'assaisonnement.

Les principaux effets de la coction sont de faciliter le travail de la digestion, en rendant plus solubles les substances alimentaires : de combiner d'une manière plus intime les principes qui les composent ; de développer en elles des propriétés nouvelles, d'adoucir l'âcreté des unes, relever l'insipidité des autres ; de corriger ce que quelques-unes peuvent avoir de nuisible, de modifier leur saveur et leur odeur d'une manière plus agréable.

On emploie pour cuire les alimens, la décoction dans l'eau, l'immersion dans les huiles ou les graisses bouillantes (*la friture*); la torréfaction (*les rôtis et grillades*); et l'étouffée. Chacun de ces procédés a des effets particuliers qui varient encore selon la manière dont la coction est conduite.

L'ébullition à petit feu ramollit les substances les plus dures; mais elle les prive presque entièrement de leur suc, de leur saveur et de leur couleur: ce mode ne convient que pour les substances très-dures, comme les légumes secs; ou pour celles dont on veut spécialement extraire les sucs, telles que les viandes employées en bouillons ou en consommés. La décoction à l'eau bouillante, continuée à grand feu, les saisit; raffermit leur surface, et concentre leur suc à l'intérieur. Le gigot que les Anglais font cuire de cette manière dans une chaudière, conserve toutes les qualités de la meilleure viande rôtie, et ne donne aucun goût à l'eau. Voilà pourquoi les viandes bouillies à petit feu donnent un bouillon excellent et s'épuisent entièrement, tandis que celles que l'on fait cuire brusquement donnent un bouillon très-faible, mais conservent leur saveur.

La friture très-chaude recouvre les substances que l'on y plonge, d'une croûte qui empêche la graisse de les pénétrer. Les fritures bien faites sont croquantes, légères, succulentes et saines, pourvu que l'on ait soin d'en ôter l'enveloppe qui, à moitié brûlée, fortement pénétrée de graisse, est âcre, lourde et fort indigeste. Les fritures mal faites sont de véritables éponges de graisse, et par conséquent fort malsaines.

Les viandes rôties à grand feu sont d'abord saisies ; leur surface se caramélise en quelque sorte ; se raffermit, et se resserre au point d'empêcher l'évaporation de leurs sucs : à mesure que la chaleur les pénètre, le jus se concentre, et coule ensuite en abondance sous le couteau. La torréfaction lente, au contraire, laisse évaporer tout le suc de la viande ; la rend sèche, coriace, peu savoureuse, indigeste, peu nourrissante. Les chairs succulentes, dont l'âge a perfectionné la saveur et les propriétés, demandent à cuire promptement et peu : les viandes visqueuses, insipides ou huileuses; telles que celles des très-jeunes animaux, les viandes blanches, et celle du cochon, ont besoin de cuire lentement et longtems. Celles qui sont peu tendres ne sont bonnes qu'à bouillir; la torréfaction les durcirait encore plus.

La torréfaction se fait à la broche, au four ou en vase clos. Le premier procédé est le meilleur; les autres dessèchent la viande plus ou moins, et altèrent la qualité de son suc. Les morceaux les plus minces se mettent sur le gril.

L'étouffée consiste à faire cuire les substances alimentaires à petit feu, dans un vase clos, et avec très-peu d'eau : les viandes ainsi apprêtées, rendent leur suc petit à petit, et s'attendrissent beaucoup; elles sont meilleures que les viandes bouillies, mais moins bonnes que les viandes rôties à la broche ou au four. Celles-ci sont les seules qui réunissent toutes les qualités requises pour l'alimentation des malades. Celles dont les sucs ont été épuisés par l'ébullition, ne leur offrent qu'une nourriture peu substantielle et moins aisée à digérer.

Les assaisonnemens ont spécialement pour objet, soit de relever la saveur de la plupart des alimens, soit de les rendre plus digestibles, soit enfin de les conserver : bien souvent aussi la sensualité en abuse pour exciter un appétit factice. Les assaisonnemens les plus usités sont les corps gras en général ; le sel ou le sucre, les aromates et épices, les acides végétaux, les sauces.

J'ai parlé des propriétés alimentaires des corps gras en leur lieu ; je me bornerai à dire ici que l'on ne doit consommer pour la cuisine des malades, que du beurre très-frais, ou de l'excellente huile d'olive à défaut de beurre, et en employer le moins possible.

Presque tous les alimens ont besoin d'être relevés par le sel : mais comme il enflamme le sang et dessèche promptement la fibre des personnes qui en abusent, on le remplace aussi souvent que l'on peut par le sucre, dans la cuisine des convalescens, des vieillards, des enfans, etc. : l'un et l'autre de ces assaisonnemens corrige les alimens froids.

L'usage modéré des épices et aromates est nécessaire aux estomacs paresseux, aux individus qui se nourrissent d'alimens froids ou lourds; à ceux sur-tout qui s'en sont fait une habitude : il est utile dans les fortes chaleurs et pendant les maladies contagieuses ; mais il est pernicieux pour les tempéramens sanguins, les poitrines délicates, et convient rarement aux convalescens.

Les acides végétaux, c'est-à-dire le vinaigre, le verjus, le citron, rafraichissent et réveillent l'appétit, particulièrement en été. Leur usage habituel occasionne des tiraillemens d'estomac, de la toux; trouble les digestions, et les écoulemens périodiques. Les acides végétaux sont recommandés pendant les contagions : ils ne conviennent ni aux personnes maigres et débiles ; ni à celles qui ont la poitrine irritée, ou dont l'estomac est affaibli par une longue abstinence. Le citron est le plus sain de tous, parce qu'il est le plus doux, et que d'ailleurs il n'est pas, comme le vinaigre, exposé à des falsifications dangereuses.

Les viandes marinées au vinaigre, quoique

moins échauffantes que les viandes salées, seraient une mauvaise nourriture pour les convalescens; cependant les médecins en permettent quelquefois l'usage modéré à ceux qui ont du dégoût pour les viandes fraiches; pourvu que les acides ne leur soient pas contraires.

La plupart des sauces n'étant qu'un mélange de graisses, de farines et d'épices, sont toutes plus ou moins lourdes et indigestes. Celles qui se composent de farine roussie avec le beurre ou la graisse, sont en outre extrêmement âcres: la sauce blanche, bien faite, sans farine, et au beurre très-frais, est la seule qui ne soit pas malsaine pour les malades.

En résumé, les consommés, les potages, le chocolat, les fruits cuits ou confits, forment la première nourriture des convalescens: on y ajoute petit à petit et successivement, les œufs très-frais; le poisson léger, de mer ou de fleuve; la volaille, le gibier; le mouton, et enfin le bœuf grillés ou rôtis, un vin généreux suffisamment trempé pour boisson. Les légumes frais et les fruits bien mûrs ne feront partie de ce régime que comme accessoire.

Quelquefois le médecin prescrit une nourriture plus adoucissante que fortifiante : alors le régime se compose de potages maigres, ou même de lait; peu d'œufs, quelques poissons d'eau douce, les viandes blanches ; le tout accommodé sans sel ; peu ou point de vin.

La cuisine des malades et convalescens doit être fort simple : point de sauces, d'épices, d'aromates, ni de crudités ; fort peu de sel ; le moins possible de beurre ou d'huile; point de graisse ; les viandes rôties ou grillées, rarement bouillies ; toujours cuites à leur point ; le poisson bouilli, grillé ou frit, sans assaisonnement ; les légumes bouillis et très-cuits, sans autre apprêt qu'un peu de beurre fondu dans l'assiette, ou une sauce à la crême.

Le choix des vases destinés à la préparation des médicamens ou des alimens, mérite toute l'attention des personnes qui approchent les malades. Tout le monde sait avec quelle facilité les vases de cuivre prennent le vert de gris : les vases de terres vernies sont sujets à déposer du plomb dans certaines substances ; ceux d'étain commun, de l'arsenic : or chacun de ces poisons, pris en très-petite quantité, peut bien être sans danger éminent pour un homme robuste; mais il deviendra mortel pour celui dont les organes sont affaiblis par la maladie; les poteries communes ont en outre l'inconvénient de s'écailler par l'action du feu, de contracter très promptement un goût détestable qu'elles communiquent à tout ce que l'on y fait cuire, et de ne pouvoir jamais se nettoyer parfaitement.

On peut cependant se servir impunément des vases de cuivre très-propres, pour toutes les substances qui ne sont ni grasses, ni acides, pourvu que l'on ne les y laisse pas refroidir; car alors on verrait un cordon de vert de gris se former tout autour. Néanmoins il vaudrait encore mieux n'employer pour l'usage des malades que des vases de porcelaine, ou de poterie vernie fine. L'argent, quoique beaucoup plus sain que le cuivre, n'est pas sans danger; car la couleur noire qu'il prend quelquefois, est due à la décomposition d'une petite portion d'arsenic qui s'y trouve allié.

CHAPITRE XI.

PRÉPARATION DE QUELQUES ALIMENS LÉGERS SPÉCIALEMENT APPROPRIÉS AUX MALADES ET CONVALESCENS.

Bouillon.

Mettez dans une marmitte de grandeur suffisante, deux livres de jarret de bœuf coupé en trois ou quatre morceaux ; un manche de gigot, et quelques os de boucherie concassés, la moitié d'une vieille volaille ou un vieux pigeon : remplissez la marmitte d'eau, et la posez sur un feu très-doux pour donner à l'écume le tems de se former lentement. Après avoir écumé, ajoutez très-peu de sel ; navets, carottes et panais, si le médecin ne les a pas défendus. Couvrez le plus hermétiquement possible, et laissez *migeotter* sur les cendres chaudes pendant six ou sept heures : laissez refroidir le bouillon, et le passez au tamis ou à travers un linge mouillé, pour l'avoir parfaitement clair et bien dégraissé.

Si l'on veut avoir du consommé il suffira de mettre la moitié moins d'eau, ou de la remplacer par du bouillon.

Dans les circonstances urgentes, on pourra préparer en une heure de tems de très-bon bouillon, de la manière suivante : hâchez grossièrement vos viandes; faites écumer à grand feu; ajoutez alors les légumes coupés par tranches, et le sel; une demi heure d'ébullition suffira pour achever le bouillon.

Ou bien, hachez finement la viande et les légumes; jetez sur le tout poids égal d'eau bien bouillante, et couvrez hermétiquement. Lorsque la liqueur sera froide, vous enleverez la graisse et l'écume qui surnagent, vous passerez en exprimant fortement à travers un linge neuf.

Le bouillon préparé selon l'un ou 'autre de ces procédés est excellent, mais la viande est perdue; on ne peut servir qu'à faire des hachis : les personnes à qui leur position ne permettra pas de faire ce sacrifice, ne couperont pas la viande et pourront même remplacer le jarret par la tranche, sans nuire beaucoup à la qualité du bouillon. Le point essentiel à observer, est de conduire le feu très-lentement, afin d'avoir un bouillon parfaitement limpide et bien corsé; et d'empêcher l'évaporation de l'osmazôme : on peut pour cela, mettre par-dessus le couvercle de la marmitte un linge mouillé, que l'on rafraichit de tems en tems.

Bouillon maigre.

Epluchez parties égales de feuilles de laitue, de chicorée blanche, de poirée; quelques feuilles d'oseille, et un peu de cerfeuil. Après avoir lavé et haché grossièrement ces herbes, faites-les cuire à petit feu', avec un bon morceau de beurre très-frais : lorsqu'elles seront entièrement fondues, delayez-les avec la quantité d'eau nécessaire; ajoutez un peu de sel, et laissez bouillir le tout pendant quelques minutes, pour vous en servir ensuite avec du pain grillé, du riz ou des pâtes. Vous pourrez rendre ces potages plus nourrissans, en y délayant un jaune d'œuf, après les avoir retirés du feu.

On prépare de la même manière un bouillon fort agréable, avec panais, carottes et navets coupés en filets minces : quand le tout est bien cuit, on le jette dans une passoire, pour réduire les légumes en purée.

Bouillon de poisson.

J'ai dit précédemment que le poisson fournit un bouillon très-propre à réparer les forces épuisées. Voici la meilleure manière de le préparer pour l'usage des malades : faites cuire à très-petit feu dans suffisante quantité d'eau deux grondins de moyenne grosseur (c'est le poisson que l'on appelle à Paris rouget) ; un tronçon de cabillot ou morue fraiche, et d'anguille de mer ; une moyenne solle ; quelques morceaux de carottes et de panais, un bouquet de cerfeuil, peu de sel. Lorsque le poisson commencera à se briser, étouffez le feu ; laissez reposer le tout chaudement pendant une heure ; passez ensuite, et dégraissez le bouillon. On peut ajouter, au moment d'étouffer le feu, six écrevisses pilées: et mettre dans le bouillon un peu de beurre très-frais, ou une cuillerée d'excellente huile d'olive, après avoir enlevé la graisse fournie par l'anguille et la morue.

Le médecin seul peut indiquer les cas où ce bouillon doit être substitué à celui de la viande; mais il remplace avec avantage celui-ci dans les navigations de long cours.

Gelée de viande.

Prenez deux livres de jarret de bœuf, une livre de gigot sans graisse, la moitié d'une vieille poule ou un vieux pigeon; quelques os crus de boucherie, de volaille ou de gibier bien concassés; un pied de veau, si le médecin ne le défend pas; les mêmes légumes que pour le pot au feu, et faites cuire de même (Voy. *Bouillons gras*). Lorsque les viandes seront entièrement tombées en morceaux, passez à travers un linge serré, en exprimant légèrement; clarifiez au blanc d'œuf comme il a été dit précédemment pour le petit-lait. Ajoutez très-peu de sel, à cause de la réduction qui doit se faire ; versez la colature dans un plat creux que vous poserez sur une casserolle d'eau bouillante. Lorsque la gelée aura acquis la consistance d'un sirop, vous la verserez dans des petits pots, et ne la couvrirez que lorsqu'elle sera entièrement refroidie.

Gelée au vin de Madère.

Faites cuire dans suffisante quantité d'eau un ou deux pieds de veau bien blancs : passez avec expression ; clarifiez au blanc d'œuf: ajoutez selon l'ordonnance, de quatre à huit onces de bon vin de Madère, ou tout autre de même nature ; un peu de canelle fine, ou de zeste de citron ; suffisante quantité de sucre blanc concassé ; et faites évaporer comme ci-dessus jusqu'à consistance requise : enlevez la canelle ou le zeste avant de faire refroidir la gelée.

Gelée blanche.

Faites fondre au bain-marie, à une très-douce chaleur, quatre onces de forte gelée de pied de veau : d'un autre côté, pilez dans un mortier de marbre comme si vous vouliez faire une émulsion (Voy. *ce mot*), une once d'amandes douces et deux ou trois amères, mondées; en ajoutant petit à petit une cuillerée à bouche de bonne eau de fleurs d'orange: achevez l'émulsion avec trois onces d'eau; remettez la dans le mortier bien nettoyé, pour y faire fondre une once de sucre blanc dont vous aurez frotté un morceau sur l'écorce d'un citron; mêlez avec votre gelée et laissez refroidir.

Les gelées peuvent se conserver pendant une huitaine de jours en hiver, si l'on a soin de les tenir à l'abri de la chaleur et des grands froids; mais en été on peut rarement les garder plus de quarante-huit heures.

Grillades.

Les côtelettes de mouton, la côte ou le filet de bœuf coupé par tranches un peu épaisses, s'emploient le plus souvent de cette manière. Quel que soit le morceau que l'on choisisse, il faut que la viande ne soit ni trop fraiche ni trop avancée; la battre avec le manche d'un couteau pour l'attendrir; en enlever la graisse et les nerfs : et la faire cuire sur un feu de braise, vif et point flamblant. On reconnaît que la viande est cuite à point lorsque le jus commence à suinter en dessus : c'est alors le moment de la retourner; ou de la servir, après l'avoir saupoudrée d'un peu de sel blanc, si elle est cuite des deux côtés.

Cervelle à la coque.

Après avoir bien lavé et dépouillé de ses parties sanguinolentes une cervelle de veau, ou de mouton, faites-la cuire dans l'eau avec un jus de citron et un peu de sel : servez-la bien égouttée, avec un petit morceau de beurre très-frais, une sauce blanche, ou même sans aucun assaisonnement.

Potages.

Les potages gras des malades ne diffèrent en rien de ceux que l'on sert sur nos tables, si ce n'est par le soin tout particulier avec lequel il faut dégraisser le bouillon : mais parmi les potages maigres, il en est quelques-uns qui demandent une attention plus minutieuse. Ainsi, par exemple, on ne saurait choisir pour cet usage du lait trop frais, prendre trop de précautions pour empêcher qu'il ne brûle ou ne tourne. L'acidité du levain fait caillebotter le lait quand on le fait bouillir avec du pain : on prévient cet accident en jetant le pain coupé par tranches, et grillé ou non, dans le lait bouillant, au moment où on le retire du feu. Comme les potages au lait ne doivent point être réchauffés, il faut n'en préparer qu'au fur et à mesure du besoin. J'ai déjà dit ailleurs (Voy. *Alimens*) que les potages, quels qu'ils soient, doivent, autant que possible, n'être réchauffés qu'au bain-marie.

Soupe au lait d'amandes.

Réduisez en pâte impalpable une demi-once d'amandes mondées dont cinq à six amères; et l'humectez petit à petit avec une cuillerée à bouche d'eau de fleur d'orange ou de canelle orgée, et autant de lait froid; passez l'émulsion, et versez-la dans une soupe ou un potage de pâte au lait. Ajoutez la quantité de sucre nécessaire.

Semoule, Vermicelle.

Faites chauffer dans un poëlon de terre fine vernissée, qui ne serve qu'à cet usage, la quantité de lait nécessaire; lorsqu'il bouera, versez-y une petite poignée de vermicelle brisé entre les mains, ou une cuillerée de semoule; remuez lentement, jusqu'à ce que le potage soit parfaitement cuit : ajoutez alors un petit grain de sel; sucrez et aromatisez avec une bonne cuillerée à café d'eau de fleur d'orange double, ou de canelle orgée, à moins que vous n'ayez fait bouillir avec le lait un peu de canelle ou de zeste de citron.

Si vous voulez un potage au beurre, vous le ferez à l'eau; vous emploierez un bon tiers de pâte de plus, et vous mettrez le beurre et le sel nécessaires, lorsque le potage sera à moitié cuit. Vous pourrez ajouter, au moment de vous en servir, un jaune d'œuf en liaison, si le médecin ne l'a pas défendu.

Riz au lait ou au beurre.

Mettez avec très-peu d'eau, sur un feu de cendres chaudes, une cuillerée de riz bien lavé : lorsqu'il sera crevé, délayez-le peu à peu avec la quantité de lait nécessaire pour un potage; laissez cuire à petit feu, en remuant fréquemment; sucrez et aromatisez comme ci-dessus.

Ou bien délayez le riz avec de l'eau au lieu de lait, et terminez le potage comme le vermicelle au beurre.

Panade.

Coupez en tranches minces un petit pain mollet, et faites-le cuire avec très-peu d'eau, que vous augmenterez peu à peu, à mesure que la panade épaissira, ayant soin de remuer fréquemment de crainte qu'elle ne brûle. Mettez-y un morceau de beurre très-frais, une pincée de sel, et ajoutez une liaison de jaune d'œuf, après avoir retiré la panade du feu. Quelques personnes n'emploient à cet usage que la mie; mais la croûte donne une panade plus légère et plus agréable. Si l'on veut avoir une panade au lait, il faut faire fondre le pain avec très-peu d'eau; délayer avec du bon lait ou de la crême, et laisser épaissir sur un feu de cendre chaude, sans bouillir.

Crême de Pain.

Faites cuire comme pour une panade, deux onces de mie de pain blanc, avec un grain de sel. Lorsqu'elle sera bien fondue, passez-la au tamis de soie, en frottant avec une cuiller jusqu'à ce qu'il ne reste rien sur le tamis; sucrez et aromatisez. Vous pourrez ajouter, si le médecin ne le défend pas, trois ou quatre cuillerées de bon vin de Madère, ou autre de même nature. Il est à remarquer que l'acidité du levain se développant plus fortement à mesure que le pain se rassit, le pain frais est préférable pour les usages ci-dessus.

Fécules et Salep.

Délayez avec un peu d'eau froide une cuillerée de fécule de pomme de terre, de farine de riz, ou une demi-cuillerée de salep, de manière à en faire une bouillie claire et sans grumeaux, que vous versèrez lentement dans du bouillon ou du lait bouillans, ayant soin de remuer constamment. Sucrez et aromatisez à l'ordinaire, si vous avez employé du lait ou de l'eau; dans le dernier cas, vous pouvez remplacer cet assaisonnement par du beurre et un peu de sel.

Crême de Sagou.

Prenez une bonne cuillerée à bouche de sagou, bien lavé; faites-le crever à très-petit feu, avec le moins d'eau possible, jusqu'à ce qu'il forme une pâte gommeuse très-épaisse, que vous délayerez peu à peu avec du bouillon, du lait ou de l'eau: laissez cuire à très-petit feu, pour achever de faire fondre les grains; passez au tamis en exprimant, jusqu'à ce que tout ait passé. Remettez alors la crême sur les cendres chaudes, pour lui faire prendre consistance si elle est trop claire; et pour y faire fondre, si vous l'avez préparée à l'eau, un morceau de beurre frais et un peu de sel, à moins que l'on ne la préfère sucrée et aromatisée, comme les crêmes au lait. Le riz et le gruau se préparent absolument de la même manière.

On débite beaucoup de fausses qualités de sagou: le véritable est en grains perlés, bien nets, d'une couleur rousse tirant sur le rose; ce n'est guère que dans les bonnes maisons de drogueries que l'on le trouve ainsi.

Crême de marrons.

Faites tremper dans l'eau bouillante une douzaine de marrons pelés et biens sains, jusqu'à ce que la seconde enveloppe s'enlève avec facilité. Après les avoir mondés, vous les ferez cuire dans l'eau avec un peu de canelle, de racine d'angélique, ou de zeste de citron; pilez-le dans un mortier de pierre pour les réduire en pâte, que vous délayerez, soit avec l'eau de la cuisson, soit avec du lait bouillant. Passez la crême, et faites-la épaissir au bain-marie s'il est nécessaire; sucrez et aromatisez. Cette crême, bien faite, fournit un aliment aussi agréable que salutaire pour les convalescens.

Toutes les crêmes doivent n'être ni trop claires, ni trop épaisses, cuire à très-petit feu, ou mieux encore au bain marie, et sont très-sujettes à brûler si l'on n'a soin de les remuer fréquemment.

Rôtie au vin.

Couvrez de sucre en poudre une tranche de pain grillée d'une belle couleur; versez-y goutte à goutte une cuillerée d'eau de canelle orgée et autant d'eau pure; arrosez le tout de deux ou trois cuillerées d'excellent vin rouge ou blanc, au choix du médecin, ayant soin de mettre moins de sucre si vous employez un vin liquoreux.

Lait de poule.

Incorporez une cuillerée de sucre en poudre avec un jaune d'œuf du jour; délayez avec six onces d'eau chaude sans être bouillante, ou de lait à la même température; et aromatisez au goût du malade ou du médecin. Si l'on attend que l'eau bouille à gros bouillons, le lait de poule est moins adoucissant.

Bavaroise.

Coupez une tasse d'infusion de thé noir, de mélisse ou de tilleul, avec partie égale de bon lait chaud; édulcorez avec une cuillerée à bouche de sirop de capillaire ou de guimauve.

Chocolat.

Mettez dans le fond d'une tasse de moyenne grandeur une tablette de chocolat rapé, et remplissez la tasse d'eau : versez le tout dans une chocolatière de fer blanc, que vous placerez sur les cendres chaudes; et faites jouer le moussoir sans laisser bouillir, jusqu'à ce que le chocolat soit parfaitement fondu, et cuit à point : si vous voulez alors avoir un chocolat aussi agréable que substantiel, jetez un jaune d'œuf bien frais dans la chocolatière, et remuez vivement avec le moussoir pendant deux ou trois minutes. Le chocolat au lait se prépare de la même manière. Ayez grand soin de ne jamais vous servir d'une chocolatière sans l'avoir bien rincée.

Œufs au Bouillon.

Ayez des œufs du jour, que vous casserez un à un dans une casserolle de bouillon bouillant, ayant soin de relever le blanc par-dessus le jaune, jusqu'à ce qu'ils soient bien pochés Enlevez-les un à un avec une écumoire, et servez-les avec quelques cuillerées de bon consommé bien chaud et point trop salé, ou de jus de rôti.

Œufs à l'eau.

Battez dans une assiette creuse, trois jaunes d'œuf et deux blancs, avec deux cuillerées à bouche de sucre en poudre et une cuillerée d'eau de fleur d'orange: délayez le tout avec six onces d'eau chaude, et mettez votre assiette sur une casserolle d'eau bouillante, avec du feu par-dessus jusqu'à ce que les œufs soient pris en bonne consistance. Cet entremets est beaucoup plus léger que celui que les cuisiniers préparent avec du lait.

Compottes.

Quel que que soit le fruit que vous emploierez, soit pommes ou poires, coupez-les par quartiers; et jetez-les à mesure que vous les éplucherez, dans de l'eau à laquelle vous aurez ajouté le jus d'un citron, afin de les empêcher de noircir. Cela fait, mettez vos quartiers dans une casserolle très propre, avec assez d'eau pour qu'ils baignent, du sucre en proportion du fruit, un peu de canelle ou de citron, et faites cuire à petit feu. Lorsque la compotte sera cuite, faites réduire le sirop, que vous verserez ensuite par-dessus.

Le coing se fait cuire de la même manière, à cela près qu'on le blanchit auparavant à l'eau bouillante, pour adoucir un peu son âpreté : cette compotte, et celle de poires, se font ordinairement avec moitié eau et moitié vin. Enfin on prépare des compottes de pêches ou d'abricots fort agréables : on frotte ces fruits avec une brosse pour en enlever le duvet, on les ouvre en deux, et l'on ajoute un peu de bon vin de Madère dans le sirop qui a servi à leur cuisson.

Pêche à la coque.

Jetez une pêche un peu ferme, dont vous aurez enlevé le duvet avec une brosse, dans de l'eau que vous aurez fait bouillir avec un peu de canelle; laissez bouillotter doucement, jusqu'à ce que le fruit fléchisse aisément sous les doigts, retirez-le de l'eau avec une écumoire, et servez-le avec du sucre en poudre. L'abricot se sert de la même manière.

Sauce Blanche.

J'ai déjà dit, en parlant des assaisonnemens,

qu'une sauce blanche bien faite était, selon moi, la seule que l'on pût permettre sans inconvénient aux malades. Voici la meilleure manière de la préparer : faites bouillir lentement du bon lait, dans lequel vous aurez mis un morceau de beurre pétri avec une pincée de fécule de pomme de terre ; remuez avec une cuiller de bois, jusqu'à ce que la sauce soit cuite : ajoutez alors un peu de sel, de muscade rapée, et liez avec un jaune d'œuf délayé avec quelques gouttes de jus de citron.

Ce que je viens de dire sur la cuisine des malades, me paraît plus que suffisant pour les personnes les moins habituées à ce genre de service : j'y suis entré dans des détails dont plusieurs pourront paraître minutieux, puérils même, mais j'aurais cru ce Manuel incomplet si je les avais omis. Enfin je ne saurais trop rappeler aux personnes chargées de préparer les alimens des malades, ce que j'ai dit des assaisonnemens et du choix des vases.

FIN.

TABLE DES MATIÈRES.

PREMIÈRE PARTIE.

DEUXIÈME PARTIE.

TROISIÈME PARTIE.

QUATRIÈME PARTIE.

FIN DE LA TABLE DES MATIÈRES.

www.ingramcontent.com/pod-product-compliance
Ingram Content Group UK Ltd.
Pitfield, Milton Keynes, MK11 3LW, UK
UKHW020423200726
13857UKWH00002B/260

9 782012 878631